大医释问丛书

一本书读懂
穴位减肥

主编 孙永章 高 君 杨建宇

中原农民出版社
·郑州·

图书在版编目（CIP）数据

一本书读懂穴位减肥 / 孙永章，高君，杨建宇主编 .—郑州：中原农民出版社，2020.6

（大医释问丛书）

ISBN 978-7-5542-2288-1

Ⅰ．①一… Ⅱ．①孙… ②高… ③杨… Ⅲ．①减肥 - 穴位疗法 - 问题解答 Ⅳ．① R245.9-44

中国版本图书馆CIP数据核字（2020）第069297号

一本书读懂穴位减肥

YIBENSHU DUDONG XUEWEI JIANFEI

出版社：中原农民出版社

地址：河南省郑州市郑东新区祥盛街27号7层

邮编：450016　　**电话**：0371-65751257

发行：全国新华书店

承印：新乡市豫北印务有限公司

开本：710mm×1010mm　1/16

印张：7

字数：97千字

版次：2020年11月第1版　　**印次**：2020年11月第1次印刷

书号：ISBN 978-7-5542-2288-1　　**定价**：28.00元

编委会

内容提要

随着人们生活水平的提高，肥胖成为危害越来越大越广泛且越来越受到人们重视的建康问题。肥胖的发生率越来越高，儿童、青少年、中老年等各个年龄阶段均有发生。肥胖会引起继发性的冠心病、胃病、糖尿病、高血压等多种疾病，给人们的健康和生活带来了严重的影响，所以减肥就成了重中之重。

本书所论述的穴位减肥，是一种传统的中医减肥方法，在中医经络理论的指导下，通过对经络、穴位、反应点进行不同程度的刺激，来调整脏腑功能，促进新陈代谢，减轻体重，保持健康。本书详细介绍了经穴减肥，包括针灸减肥、艾灸减肥、刮痧减肥、按摩减肥、点穴减肥、耳穴减肥等，还介绍了一些常见的减肥中药、食物以及药膳。希望能给肥胖患者提供帮助，使其早日恢复健康、恢复自信。

目 录

基础知识

针灸减肥

艾灸减肥

刮痧减肥

按摩减肥

点穴减肥

耳穴减肥

附 1　常见减肥中药

附 2　常见减肥食物

附 3 常见减肥药膳

附 4 穴位图

基础知识

什么是肥胖?

肥胖是指吃得太多或运动太少以至身体内的能量不能及时被利用，从而导致体内脂肪堆积太多，体重超过正常值的现象。

标准体重可由下列公式计算：

儿童标准体重（千克）= 年龄 ×2+8

成人标准体重（千克）= 身高（厘米）-105

体重超过标准体重的 20% ～ 29% 为轻度肥胖，体重超过标准体重的 30% ～ 50% 为中度肥胖，体重超过标准体重的 50% 为重度肥胖。

另外，还有一种体重指数计算公式：

体重指数（BMI）= 体重（千克）/〔身高（米）〕^{2}

体重指数超过 20 ～ 24.9 为肥胖前期，25 ～ 29.9 为 I 度肥胖，≥ 30 为 II 度肥胖。

衡量肥胖的另外一个指标是腰围。成年男性腰围应＜ 90 厘米，女性腰围应≤ 85 厘米。超过此值为中央性（腹内型或内脏型）肥胖。

肥胖可见于任何年龄，40 ～ 50 岁多见，女性多于男性。女性脂肪分布以腹部、臀部及四肢为主，男性以颈部及躯干为主。

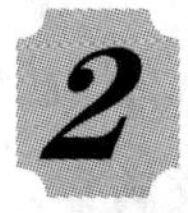

肥胖患者会有什么表现?

◎ 肥胖患者活动时会出现呼吸急促、行动不灵活、下肢关节变形、心悸、头昏眼花、盗汗等。

🌸 体重过重会增加心脏负荷，导致心衰下肢水肿等。

🌸 胃肠道会出现便秘等症状。

🌸 按脂肪组织的分布，通常分为两种体型。中心性肥胖者脂肪主要分布在腹腔和腰部，多见于男性，故又称为内脏型、苹果型、男性型。另一类多见于女性，脂肪主要分布在腰以下，如下腹部、臀部、大腿，称为梨型、女性型。苹果型者发生代谢综合征的危险大于梨型者。

🌸 肥胖患者可因体型而引起自卑感、焦虑、抑郁等身心相关问题。与肥胖密切相关的一些疾病如心血管疾病、高血压、糖尿病等患病率和病死率也随着增加，肥胖的并发症有睡眠呼吸暂停综合征、静脉血栓等，并增加麻醉和手术的危险性。

🌸 肥胖患者恶性肿瘤发生率升高，肥胖妇女子宫内膜癌比正常妇女高 2 ～ 3 倍，绝经后乳腺癌的发生率随体重增加而升高，胆囊和胆道癌也较为常见。肥胖男性结肠癌、直肠癌和前列腺癌发生率较非肥胖者高。

🌸 肥胖患者皮肤皱褶易发生皮炎、擦烂，并容易合并条件致病菌感染。

引起肥胖的因素有哪些?

肥胖的发病率随着人们生活水平的提高而逐渐增高，其具体的原因尚未明确。从临床中看到，多种因素都可能会引起肥胖的发生，如遗传因素、神经系统、饮食习惯、内分泌代谢紊乱等。但是不管其致病因素是什么，其造成的根本结果是人的体重增加，机体的能量摄入超过了机体的消耗，形成营养过剩，而化为脂肪存于体内，由于脂肪组织过度增多，而导致肥胖症。

（1）遗传因素：研究显示，如果父母双方的体重都正常，那么其子女患肥胖的发病率为 10%；如果父母双方有其中一人肥胖，那么其子女患肥胖的发病率为一半；如果父母双方均为肥胖，那么其子女患肥胖的发病率为 70% 左右。由此可见，遗传因素对于体质的影响较大，所以，肥胖与遗传的关系较为密切。

（2）社会环境因素：每个人所生活的社会环境对肥胖的发生也有一定的影响。尤其是家庭生活条件比较好，社会环境比较和谐的家庭，一般肥胖的发生率比较高。在家里娇生惯养，体力劳动和心理负担比较小，想得到的东西都比较容易满足，从小就容易出现营养过剩，而出现肥胖。

（3）饮食生活习惯因素：每个人的饮食生活习惯都有不同，很多肥胖患者都有一些相似的饮食生活习惯，如熬夜、爱吃甜食、爱吃肉食、爱吃油腻、爱吃膨化食品、喜欢晚餐多吃、夜间加餐、缺乏运动、爱睡觉等，都会引起摄入营养过多，而堆积在体内转化为脂肪，形成肥胖。

（4）心理、工作因素：在现代社会，每个人都有自己从事的工作，都有自己的家庭，在面对工作和家庭的时候，很多人经常会出现矛盾的心理，常常感到压力非常大，精神高度紧张，长期郁郁寡欢，饮食量不算太多，但是体重增加比较明显，这种情况的肥胖往往是由心理压力引起的。

（5）神经因素：研究表明，下丘脑中有饱食中枢和摄食中枢，当下丘脑发生异常时，有可能会影响食欲中枢，发生多食的现象，而导致肥胖。

（6）内分泌因素：内分泌因素也是造成肥胖的一种重要原因，如胰岛素、肾上腺糖皮质激素、生长激素、甲状腺激素、性腺激素、儿茶酚胺等，这些内分泌因素的失调都可能引起肥胖。

综上所述，造成肥胖的病因比较复杂，可能是多种原因共同导致的，只有找到那些有可能引起肥胖的病因，在预防和治疗肥胖的时候才能够起到显著的作用。

肥胖是怎么分类的?

从病因的角度，一般可以把肥胖分为原发性肥胖和继发性肥胖两大类。

（1）原发性肥胖：又叫单纯性肥胖，这种肥胖患者在临床中最为多见，其主要临床表现就是肥胖，但是没有明显的神经、内分泌系统、社会环境、工作压力、心理等因素的改变，体内依然出现脂肪和糖代谢调节的过程障碍，从而出现体重增加，引起肥胖。

1）体质性肥胖：这种肥胖可以与遗传因素相关，多有家族型遗传病史，其病因为脂肪细胞增生，与营养过剩相关。研究显示，0 至 13 岁时的超重患者，到 31 岁时，约有 42% 的女性及 18% 的男性成为肥胖患者。儿童时期，脂肪细胞通畅比较活跃，如果在此期间，营养过度，可能会出现成年以后的肥胖症。

2）营养性肥胖：又叫外源性肥胖，或者获得性肥胖，多是由于成年（尤其是 20 ～ 25 岁）以后，由于摄入营养过剩，摄取的热量超过了人体正常代谢所需要的热量；或者由于体力劳动过少，摄入营养过多，人体消耗的能量过少，过剩的能量都储存到体内；或者经常喜欢卧床，因某种原因需要长期卧床的患者，由于长期卧床，导致胃肠蠕动减慢，机体代谢活动的功能降低，热量消耗少，堆积多，而形成肥胖。

体质性肥胖和营养性肥胖，可能同时发生，这种类型称为混合型肥胖。

（2）继发性肥胖：这种肥胖较少，是指以某种疾病为原发病的症状性肥胖。

1）内分泌障碍性肥胖：主要包括间脑性肥胖、垂体性肥胖、甲状腺性肥胖、胰岛性肥胖、性腺功能减退性肥胖等。

间脑性肥胖：这种肥胖主要包括下丘脑综合征和肥胖生殖无能症。下丘脑综合征，是指由于各种原因导致下丘脑病变，因为下丘脑的食欲中枢损害，从而导致多食，引起肥胖。肥胖生殖无能症是由垂体及柄部病变引起，一些影响到下丘脑的功能，发育前患者的肥胖，以颌下、颈、髋部及大腿上部和腹部等比较多见，上肢也会出现肥胖，手指长而逐渐尖削，但是丰满多脂肪等表现。这些肥胖通畅要和体质性肥胖进行鉴别。

垂体性肥胖：垂体前叶具有分泌促肾上腺皮质激素的功能，如果分泌过多，会使双侧肾上腺皮质增生，产生过多的皮质醇，会导致向心性肥胖。如果垂体原因引起的甲状腺功能减退，这样也可以会出现黏性水肿和肥胖。

甲状腺性肥胖：这种类型的肥胖患者常见于甲状腺功能减退症患者。这种肥胖的临床表现为面容臃肿，皮肤苍白，乏力，脱发，反应迟钝，表情淡漠等，需要与其他类型的肥胖相鉴别。

胰岛性肥胖：这种肥胖多见于 2 型糖尿病早期。常常因为多食而发生肥胖。

性腺功能减退性肥胖：多见于女子绝经后以及男子睾丸发育不良等情况，多由于性腺功能减退而导致，其临床表现通常为全身脂肪积聚比较匀称，以胸腹、股、背部明显。

2）先天异常性肥胖：这种肥胖多由于遗传基因及染色体异常所导致，主要见于先天性卵巢发育不全症、先天性睾丸发育不全症、糖原累积病1型等。

先天性卵巢发育不全症：这种类型患者往往表现为原发性闭经，生殖器官幼稚，身材矮小，智力减退，肘外翻，第四掌骨短小。

先天性睾丸发育不全症：这种类型的患者往往表现为男性原发性性腺功能减低，类似无睾体型，第二性征不发育，生殖器幼儿型，男子乳房女性化等。

糖原累积病1型：这种患者往往表现为肥胖体态，面部和躯干部皮下脂肪尤其丰富。

3）其他：其他的肥胖类型还有痛性肥胖、进行性脂肪萎缩症等，这些继发性肥胖，多是一些原发病的表现之一。一般通过对原发病的治疗，肥胖也可以治愈。

肥胖患者体内的能量代谢是怎么样的?

肥胖患者的基础代谢率一般正常，也有一些患者偏低。由于体重的缘故，运动不是太方便，所以大部分肥胖患者都不喜欢运动，每天的活动量很少，消耗也就很少。

研究发现，肥胖患者的非脂肪组织的基础代谢率并不低于正常人，其能量代谢与正常人的差别也不是太大。有差别的是，正常人在日进食能量过多，没有增加活动和能量的条件下，可以维持原体重不增加，也就是机体脂肪组织没有增加，人就没有发胖。有学者认为这是由于多余的能量以其他形式消耗掉了，肥胖患者却把多余的能量转化为脂肪，储存在体内，而形成肥胖。

脂肪堆积的原因，主要有几个方面：摄入过多的糖和脂肪，而没有适当的消耗；摄入营养正常，但是动用脂肪库不足，生成脂肪过多，多余的热量都会以脂肪的形式储存于皮下组织；肥胖患者对于能量的代谢慢，消耗少，容易形成脂肪堆积。

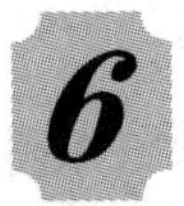

怎样发现自己有可能变胖?

肥胖并不是没有什么预兆一夜间发生的，如果你发现近期有以下现象中的一项或多项，那么就要注意控制你的体重了。

（1）爱吃爱喝：只要不是得了糖尿病、甲状腺亢进之类的疾病，而突然胃口大增，特别喜欢喝水和饮料等，大多是发胖的前兆。

（2）贪睡：睡觉特别香，已经睡了足够的时间还想睡，或者经常哈欠连天，在排除过于疲劳的情况下，是肥胖到来的迹象。

（3）变懒：一贯勤快的人变得懒了，遇事无精打采，或者总是心有余而力不足。假若不存在什么疾病，有可能是肥胖的预兆。

（4）劳累：与平时相比，近来总感到疲劳，多活动几下就气喘吁吁，汗流浃背。这时只要不是生病，就有可能有发胖的倾向。

（5）怕动：如果爱运动的人，渐渐地不想再运动了，甚至感到参加运动是一种负担，稍微运动之后感觉疲劳、乏力、心慌、出汗，也可能是发胖的信号。

怎样预防肥胖?

控制饮食和适量运动是防治肥胖的最有效方法。

（1）节制饮食：预防发胖和减肥必须以控制饮食为主，肥胖与饮食有密切关系。

不论肥胖轻重在日常饮食上都要做到“三低”，即低脂肪、低糖和低盐食物。多吃水果和富含高纤维素的蔬菜。要改掉临睡前吃点心及饭后立即睡觉的习惯。

孕妇也应忌食量过大及营养过剩。不要认为孩子越胖越健康，要知道新生儿肥胖可能延伸至成人肥胖，并且可能带来成年期常见疾病，危害健康。妇女产后尤其在“坐月子”时，由于食欲好，消化吸收能力强，造成营养过剩，容易发胖。所以要避免产后肥胖，也应该合理膳食。

۞ 少年儿童年幼不懂事，贪吃零食，再加上大人溺爱，怕营养不够，给少年儿童吃过量的高糖、高脂肪食物而导致发胖，因此少年儿童也必须养成合理饮食的习惯。为避免发胖要不饮酒及少喝咖啡之类的饮品。

（2）坚持体育锻炼：平时要加强体育锻炼，多运动，以增加热量的消耗，并与节制饮食相配合是防治肥胖的最好方法。

一个体重正常的人，应每天通过一定量的运动，把摄入的热量合理消耗，做到收支平衡，才能防止发胖。而对于一个肥胖者来说，每天消耗的热量要超过摄入的热量，做到入不敷出，才能减轻体重，达到减肥的目的。

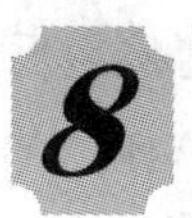

如何选择适合自己的减肥方法?

（1）减肥治疗要采取综合的方法：减肥和治疗其他疾病一样，不能只选用一种方法，要选择多种方法同时进行。至少两种或两种以上方法才能收到良好的效果。不论肥胖程度轻重，节制饮食和进行适量运动是防治肥胖最基本的两种方法。如果再根据个人具体情况加上其他疗法，如经穴、气功或药物等治疗就更能达到显著的减肥效果，起到锦上添花的作用。

（2）要正确选用各种减肥疗法：无论肥胖轻重，正确的方法是节制饮食，加强体育锻炼，或二者相结合。

1）一般或轻度的单纯性肥胖：只要适当地节制饮食及坚持体育锻炼，必要时可根据个人的习惯、爱好加以选用其他方法，就可以收到较理想的减肥效果。

2）中度以上肥胖：不仅要严格控制饮食、加强体育锻炼，特别是年纪大、体质差、运动量不大的肥胖患者，还应加用中、西药物及针灸、按摩、刮痧等疗法才能收到一定的效果。一些药物减肥疗法可能有副作用，要严格掌握。

3）中老年肥胖者：特别是有些女性，身体某些部位，如腹部、臀部和大腿上部的肥胖，不仅影响形体美观，而且对功能也有影响，导致行动不方便。除了选用饮食和体育疗法外，还可考虑采用局部外用药或者通过外科手术进行治疗。

另外，对继发性肥胖者要请专科医生诊治。以上几种方法主要适用于单纯性肥胖。

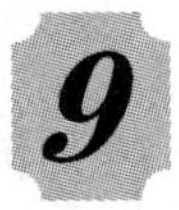

肥胖对健康有什么影响?

不要以为减肥只是为了漂亮的身材，其实减肥最大的好处是健康，想一想，你见过胖墩墩的百岁老人吗？我想你一定没有见过吧，百岁老人可都是小巧玲珑的小食量者。医生一直主张不要吃得过饱，七分饱就够了。现在人们的生活丰衣足食，已完全没有必要把多余的食物贮存为脂肪。而且食物或多或少都有一些毒性，吃多了等于是食物慢性中毒，容易使人得病，反而不能健康长寿，不管吃什么解毒或排毒的中西药都不会有奇效。另外，人胖了容易患高血压、心脏病等常见病。

肥胖症的研究显示，同样身高但体重越重的人死亡率越高，寿命越短；相反的，同样身高但体重越轻的不吸烟人，死亡率越低，寿命越长。全世界60亿人口中，约有5万个百岁以上的人，而其中八成是女性，其主要原因是女性的个子和体重通常都比男性小。动物的试验结果也显示，一生饮食限量但营养不缺少的动物，体重较轻且寿命较长。食量较小者容易减少食物的慢性中毒，生大病的机会就较少，而且体重轻者心脏负担也轻，故能长寿。凡是进入肥胖行列的人，均面临一个恶性循环的肥胖大旋涡：超量进食→体重增加→食欲亢进→活动量减少→体重继续增长→异常饥饿感和疲劳感加重→体重继续增加→代谢及内分泌紊乱—出现各种疾病及症状。

10 肥胖有哪些危害?

（1）增加死亡率：肥胖患者与正常体重的患者相比，其死亡率会明显增高，并且随着体重的增加，死亡率也是有所增加的。肥胖患者死亡率较高的原因，可能与其导致的疾病关系比较大，肥胖会诱发多种疾病，同时会使心脏、大脑、血管等负荷加重。

（2）高血压：肥胖患者高血压的发病率比正常体重者要高，因为体重的增加，会需要更大的血液供应量，会造成心输出量和血容量的增加，就容易发生高血压。血压正常的肥胖患者，其周围血管阻力降低，而血压升高的肥胖患者，其周围血管阻力，往往正常或者升高。因高血压而引起的心脑血管疾病，是其高死亡率的重要原因。

（3）冠心病：肥胖患者冠心病的发病率要远远高于正常体重者，其原因有几种：

◎ 肥胖患者的体重超过标准，常常引起心脏负担加重，引起高血压。

◎ 肥胖患者往往多喜欢甜食、油腻食物、饮食过多的饱和脂肪酸，长期不良的饮食习惯，容易形成冠状动脉粥样硬化，加速心脏病的发生。

◎ 肥胖患者还容易出现三酰甘油（甘油三酯）、胆固醇、血脂、低密度载脂蛋白等指标的升高，使血液黏度增加，血液凝固性增加，容易发生动脉粥样硬化、微循环障碍以及动脉栓塞。

◎ 由于肥胖患者体重较重，活动力受影响，所以体力活动会大大减少，这样容易形成恶性循环，越不想活动，体重就越增加，体重越增加，就越不想活动，会给心脏带来更大的负担，也是引发冠心病的重要原因。

（4）糖尿病：肥胖病患者的内分泌功能往往都有异常，其2型糖尿病的发病率约是正常体重患者的四倍。也可以说很多糖尿病都是由肥胖引起的。肥胖的糖尿病患者发病前饮食过多，会刺激胰岛细胞过度而失代偿，这就是糖尿病的发生原因。

（5）胆囊炎、胆石症：肥胖患者的消化功能、肝脏代谢功能紊乱，高热量、油腻食物和脂肪代谢紊乱，可以使胆固醇过多甚至达到饱和状态，容易发生胆囊炎或者胆结石。胆石症还可以发生胆绞痛，在继发感染时还会出现急性或慢性胆囊炎。

（6）脂肪肝：脂肪肝是肥胖病患者常见的并发症，往往是同时出现的，约有68%至94%的肥胖患者，其肝脏都有脂肪变性，脂肪酸和三酰甘油浓度都比正常体重者要高。

（7）感染：肥胖患者的免疫力会降低，对感染的抵抗力降低，容易发生呼吸系统的感染，肺炎的发病率比较高。另外，皮炎、泌尿系统、消化系统的发生率也高，尤其在急性感染、外科手术和麻醉的情况下，肥胖患者的应激反应比较差，术后恢复慢，并发症也会增加。

（8）其他：有的患者因为肥胖，而导致自信心不足，会形成抑郁、焦虑、急躁等心理障碍；孕妇的体重过高，对胎儿的正常分娩也有较大的影响。

11 怎样远离肥胖?

（1）逐步减食：根据自己的活动强度来确定每天需要的热量，然后逐渐减少。

（2）少吃多餐：研究表明，少吃多餐者比一日三餐者体重普遍要轻得多。

（3）吃早餐：不吃早餐不仅使你在上午失去必要的能量，还可能使你在一天中不自觉地吃更多的东西。

（4）晚餐少吃：因为人们晚上很少活动，消耗的热量少。

（5）不要挑食：各种食物能保证均衡的营养，对保持健康非常重要。

（6）多喝开水：水有助于身体内的新陈代谢，抑制食欲。

（7）细嚼慢咽：包括喝汤和吃所有的食物。

12 中医是怎么认识肥胖的?

中医对肥胖的认识比较久远，早在2000多年前的《黄帝内经》中就有这样的记载“肥贵人，则膏粱之疾也”“人有脂，有膏、有肉”；后世医家对于肥胖的认识更加深入，如“肥人多痰而经阻气不运也”“肥人多痰多湿”“大抵素秉之圣，从无所苦，唯是痰湿颇多”“谷气胜元气，其人脂而不寿，元气胜谷气，其人瘦而寿”等，随着社会的进步，人们对肥胖的病因、病机、辨证、治疗都有了新的认识。

（1）与人的先天禀赋有关：中医认为这种肥胖是指人的体质，与先天禀赋相关。

（2）与过食肥甘厚味有关：中医认为肥甘厚味，所含能量比较多，多余的部分会转化为膏脂，积聚于体内。

（3）与活动过少、久卧、久坐有关：中医认为活动过少、久卧、久坐等不良的生活习惯，容易形成气虚、气郁，使脾胃运化无力，气机输布失调，痰湿内聚，引起肥胖。

（4）与外感湿邪有关：中医认为人体也受到外界环境的影响而发生改变，在外感湿邪时，湿邪入里，蕴藏体内，可以影响脏腑功能，尤其影响脾的运化，脾喜燥畏湿，湿邪侵脾，可以困脾，运化无力，不能正常化生精血，输布精微物质，而变成痰湿，存于体内，形成肥胖。

（5）与内生湿邪有关：中医认为人体的水液代谢与脾有关，而当食入寒凉，饮食过多过饱，都会内生脾湿，湿邪困脾，运化无力，饮食水谷精微不能正常输布，而化为痰湿，形成肥胖。

（6）与肝气郁滞有关：中医认为脾胃主运化，而运化功能的实现，与肝胆疏泄是否正常有关，如果肝胆升降的功能出现异常，则气机郁滞、堵塞，则影响到脾胃升降功能的正常运转，而使营养物质停留体内，不能实现转运输布，而形成肥胖。

（7）与肾气亏虚有关：中医认为肾气为脾气之根，只有肾气充足的时候，才能源源不断地给脾输送能量，从而维持脾气的正常，如果肾气不足，则脾气无根，来源乏力，运化无力，转运失常，则易产生肥胖。

综上所述，中医认为肥胖的病位以脾为主，肝胆、肾也有很大关系，虚证多见，实证少见，多以本虚标实为主，标实以痰浊、膏脂为主，也兼有气虚、水湿、气滞、血瘀等。

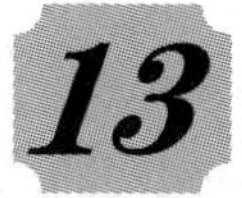

中医对于肥胖症的分型有哪些？

中医对肥胖的认识比较多，在治疗的时候，往往以辨证为核心，在临床上肥胖常见的中医分型有以下五个：

（1）脾虚湿阻型：主要的临床症状有身体比较浮肿，经常体倦乏力，四肢感觉困重，尿少，纳差，腹胀满，四肢肌肉比较松弛等，脉沉细，舌淡苔白腻。

（2）湿热内蕴型：主要的临床症状有消谷善饥、头晕、肢体困重、口渴喜饮喜凉等，脉滑略数，舌质红，苔略腻微黄。

（3）肝郁气滞型：主要的临床症状有口干、口苦、目眩、胸胁苦满、失眠多梦、脾气急躁、月经不调、闭经、食欲不振等。脉弦细，舌质暗，苔薄白或黄。

（4）脾肾两虚型：主要的临床症状有腰膝酸软、阳痿阴冷、体倦乏力、精神倦怠、四肢不温、欲望低下等，脉细无力，舌淡，苔薄。

（5）阴虚内热型：主要的临床症状有五心烦热、腰痛、腰酸、腿软、头痛、视物模糊、容易上火、失眠多梦、烘热汗出等，脉细数，舌尖红，苔薄。

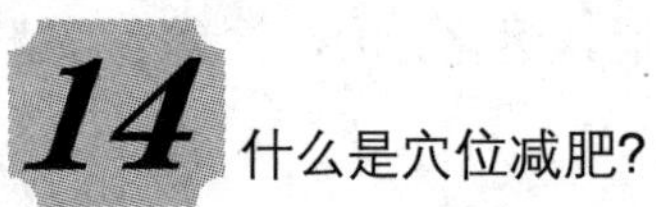

什么是穴位减肥?

穴位减肥，是一种中医减肥方法，操作者采用针刺、艾灸、点穴、按摩、刮痧等方法，在中医经络理论的指导下，作用于人体的某些特定经络、穴位等部位，从而刺激穴位，加快身体内的新陈代谢，促进五脏六腑功能调整，来达到减轻体重、身体健康的目的。

针灸减肥

什么是针灸减肥?

针灸是我国传统医学宝库的重要组成部分，在减肥过程中也能发挥重要的作用。针灸减肥是通过针刺或艾灸人体的经络穴位以达到使人体脂肪堆积减少，体重减轻的效果，无副作用而且疗效显著。

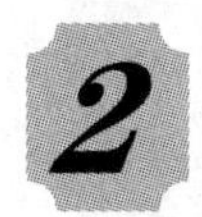

针灸疗法为什么可以减肥?

针灸减肥主要是调整人体的代谢功能和内分泌功能，针刺可以使胃消化食物的水平降低及吃饭后食物从胃排出的时间延迟。单纯性肥胖者的一项激素含量高于正常水平，从而导致消化、呼吸、心血管和内分泌机能异常，通过针刺能降低其外周的该激素水平，使生理功能恢复正常。针刺还可以增强患者下丘脑－垂体－肾上腺皮质和交感－肾上腺髓质两个系统的功能，促进机体脂肪代谢，热能增加，消耗积存的脂肪。

针灸减肥适用于哪类肥胖患者?

针灸减肥对 20 ～ 50 岁的中青年肥胖者效果较好。因为在这个年龄阶段，人体发育比较成熟，各种功能也比较健全，通过针灸治疗，比较容易调整机体的各种代谢功能，促进脂肪分解，达到减肥降脂的效果。针刺后能够抑制胃肠的蠕动，并有抑制胃酸分泌的作用，从而减轻饥饿感，达到减肥的目的。

针灸减肥需要注意什么?

在治疗过程中，可能会出现厌食、饥饿、口渴、大小便次数增多、疲劳等反应,这些均属于正常现象。因为通过针灸治疗,机体的内在功能不断调整,促使新陈代谢加快，能量不断消耗，而出现一些临床症状。等到机体重新建立平衡，这些症状就会消失。

针灸减肥的效果与季节、气候都有关系。通常春夏见效较快，秋冬见效较慢。这是因为春夏两季节人体的新陈代谢旺盛，自然排泄通畅，而有利于减肥。

在针灸过程中，患者如果出现眩晕、心慌、出汗、疼痛、恶心等症状时，属于针灸的不良反应，应立即中断治疗，防止发生危险。针灸减肥操作简便，患者痛苦小，因此受到很多肥胖患者的欢迎。

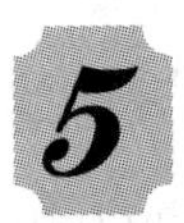

针灸治疗中应注意哪几点?

（1）辨证取穴：应根据患者的临床症状，在中医理论指导下辨清证型，选择最适合的穴位。如吃饭多、容易饥饿者，应首选胃经；如体态虚胖、活动则气喘，可选择肺、脾二经；如胃胀、身体发沉，应选择三焦经。

（2）准确定位：治疗找穴时，要先定位，准确找到穴位在身体所属部位的位置。在进行耳穴取穴时，最好应用耳穴探测器或探测针在耳穴区寻找最佳敏感点，然后将针对准敏感点，准确压入，固定牢靠，轻轻揉压直到有明显的酸、麻、胀的感觉为止。

（3）严格消毒：整个操作过程应做到严格消毒，所有的针和器械均应浸泡在 75% 酒精（乙醇）或消毒液中备用，防止发生感染或污染。

（4）定时按摩：埋针后，在餐前半小时、两餐之间、晨起和晚睡前都要进行按摩，每次按摩 15 ～ 30 分钟，按摩时手法宜轻柔、用力均匀。

（5）增加运动：治疗期间配合适当的户外活动，如散步、慢跑等，会使减肥的效果更明显。

（6）应急处理：在针灸操作过程中，如果患者出现头晕、恶心、心慌等症状，要停止操作，对症处理。

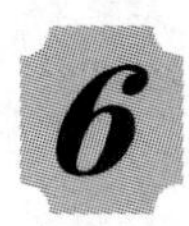

什么是颜面针灸减肥?

我国传统中医学中的“颜面针灸”同样可以达到脸部“减肥”的目的。在颜面针灸中，借助刺激脸部及耳部的穴位，让疲劳、浮肿的脸恢复活力。只需每天1次，每次1个小时，2个礼拜后，就会看到效果。但要注意，一开始做时慢慢来，适应以后，甚至可以一边敷面，一边做针灸减肥治疗。

颜面针灸减肥的穴位有哪些?

(1)球后：眼尾正下方，脸颊头下处。能调整小肠机能，帮助吸收。

(2)迎香：鼻翼旁0.5寸，鼻唇沟中。此穴位不仅可以消除眼部浮肿、预防肌肤松弛，还能减轻肩膀酸痛。

(3)颊车：在面颊部，下颌角前下方，闭口咬牙时咬肌隆起，按之凹陷中。它可以有效消除因摄取过多的糖分所造成的面部肥胖。

(4)地仓：在面部，口角外侧，眼珠正下方。胃部如果持续处于高温状态，就会促进食欲，所以此穴的功能是降低胃温，抑制食欲。

(5)承浆：颏唇沟的中点。它能控制激素的分泌，保持肌肤的张力，预防脸部松弛。

(6)天突：胸骨上窝正中。它能刺激甲状腺，促进新陈代谢，去除脸部多余的水分。

(7)百会：后发际正中直上7寸，或头部正中线与两耳尖连线的交点处。它可以起到预防饮食过量的作用。

(8)攒竹：在面部，眉头凹陷中，眶上切迹处。眼睛疲劳以及头痛，都会引起眼部四周的浮肿。此穴位可以缓解不适。

(9)太阳：眼外侧凹陷中。此穴位可以促进新陈代谢。

(10)承泣：在面部，瞳孔直下，眼珠与眶下缘之间。有胃下垂的人，眼袋容易松弛，所以此穴能提高胃肠功能，从而防止眼袋松弛。

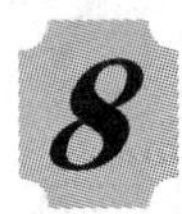

针灸减肥的常用处方有哪些?

症状1

形体肥胖，沉默不语或易发脾气，口干口苦，嗓子干痒，头晕头痛，失眠多梦，妇女月经量少或闭经，经前乳房胀痛，胸部两侧痛，烦躁，眩晕，肚子胀，易疲劳等。

(1) 主穴：

肝俞 在背部，第九胸椎棘突下，旁开 1.5 寸。

天枢 在腹中部，脐中旁开 2 寸。

中脘 在上腹部，前正中线上，脐中上 4 寸。

上巨虚 在小腿前外侧，犊鼻穴下 6 寸。

阴陵泉 在小腿内侧，胫骨内侧后下方凹陷中。

(2) 配穴：

膈俞 在背部，第七胸椎棘突下，旁开 1.5 寸。

血海 屈膝，在大腿内侧，髌底内侧端上 2 寸，股四头肌内侧头的隆起处。

太冲 在足背，第一、第二跖骨结合部前方凹陷中。

气海 在下腹部，前正中线上，脐中下 1.5 寸。

脾俞 在背部，第十一胸椎棘突下，旁开 1.5 寸。

胃俞 在背部，第十二胸椎棘突下，旁开 1.5 寸。

(3) 操作方法：

- 肝俞、膈俞、脾俞、胃俞用斜刺法，防止刺伤内脏。
- 其他穴位常规操作。
- 肝郁兼血瘀加膈俞、血海、太冲。
- 肝郁兼血虚加血海、气海、脾俞、胃俞。

(4) 特别提示：

- 不要经常生气，要保持良好的心情。
- 多吃清淡的饮食，不要吃过多油腻、辛辣的食物，少吃海鲜和羊肉等发物。

🌷多喝水，多做适量的运动。

症状2

形体肥胖，吃饭多，容易饥饿，口干，怕热多汗，大便干，尿少，小便时觉尿液热，或兼有小腹胀、口苦、口臭、心烦等。胃热表现为吃饭多，口干汗出，尿少而色黄，舌红等。胃肠积热表现为吃饭多，容易饥饿，肚子发胀，便秘，舌红等。

（1）主穴：

天枢 在腹中部，脐中旁开2寸。

归来 在下腹部，脐中下4寸，前正中线旁开2寸。

曲池 在肘区，在尺泽与肱骨外上髁连线中点凹陷处。

中极 在下腹部，前正中线上，脐中下4寸。

大肠俞 在腰部，第四腰椎棘突下，旁开1.5寸。

（2）配穴：

合谷 在手背上，第一、第二掌骨间，第二掌骨桡侧的中点。

足三里 在小腿前外侧，犊鼻穴下3寸。

（3）操作方法：

🌷大肠俞宜用斜刺法，以免损伤内脏。

🌷其他穴位常规操作。

🌷胃热者，加合谷。

🌷胃肠积热者，加足三里。

（4）特别提示：

🌷多吃清淡的饮食，少吃油腻、辛辣的食物。

🌷注意保持大便通畅，最好每天1次。

🌷多喝水，可适当喝些金银花、栀子、菊花等茶水。

症状3

体态肥胖，面色发白，不想吃饭，气短少语，易疲劳，没有力气，头晕出汗，大便溏泄，腿部水肿，或兼有心慌、失眠、怕冷、动则气喘的症状，或兼有腰酸腿冷等肾阳虚的症状。

(1) 主穴：

中极 在下腹部，前正中线上，脐中下 4 寸。

天枢 在腹中部，脐中旁开 2 寸。

脾俞 在背部，第十一胸椎棘突下，旁开 1.5 寸。

上巨虚 在小腿前外侧，犊鼻穴下 6 寸。

三阴交 在小腿内侧，足内踝尖上 3 寸，胫骨内侧缘后方。

(2) 配穴：

肾俞 在腰部，第二腰椎棘突下，旁开 1.5 寸。

关元 在下腹部，前正中线上，脐中下 3 寸。

肺俞 在背部，第三胸椎棘突下，旁开 1.5 寸。

气海 在下腹部，前正中线上，脐中下 1.5 寸。

(3) 操作方法：

- 脾俞、肾俞、肺俞宜用斜刺法，以免伤及内脏。
- 关元穴可用灸法。
- 肾阳虚者，加肾俞、关元、肺俞、气海。

(4) 特别提示：

- 加强营养，但要少吃油腻、辛辣的食物。
- 不要劳累，注意休息。
- 若效果不佳，要到医院诊治。

症状4

体态肥胖，面色发黄，容易疲劳，没有力气，四肢发沉，肚子不舒服，不想吃饭，腿部水肿，大便稀，女子白带清稀等。

(1) 主穴：

曲池 在肘区，在尺泽与肱骨外上髁连线中点凹陷处。

支沟 在前臂背侧，阳池穴与肘尖的连线上，腕背横纹上 3 寸，尺骨与桡骨之间。

内庭 在足背，第二、第三趾间，趾蹼缘后方赤白肉际处。

丰隆 在小腿前外侧，外踝尖上 8 寸，条口穴外 1 寸。

上巨虚 在小腿前外侧，犊鼻穴下 6 寸。

阴陵泉 在小腿内侧，胫骨内侧后下方凹陷中。

三阴交 在小腿内侧，足内踝尖上 3 寸，胫骨内侧缘后方。

（2）配穴：

足三里 在小腿前外侧，犊鼻穴下 3 寸，距胫骨前缘一横指。

中极 在下腹部，前正中线上，脐中下 4 寸。

脾俞 在背部，第十一胸椎棘突下，旁开 1.5 寸。

地机 阴陵泉下 3 寸。

（3）操作方法：

- 脾俞用斜刺法，以免伤及内脏。
- 其他穴位常规操作。
- 脾虚者，加足三里、中极、脾俞、地机。

（4）特别提示：

- 加强营养，少吃油腻、辛辣的食物，适量喝水。
- 注意不要劳累，不要在潮湿的地方居住。
- 患者不要乱用保健药物。

症状5

心慌气短，胸部憋闷，容易疲劳，全身乏力，睡不好觉，心烦多梦，容易忘事等。

（1）主穴：

心俞 在背部，第五胸椎棘突下，旁开 1.5 寸。

内关 在前臂掌侧，曲泽与大陵的连线上，腕横纹上 2 寸，掌长肌腱与桡侧腕屈肌腱之间。

神门 在腕部，腕掌横纹尺侧端，尺侧腕屈肌腱的外侧凹陷中。

膻中 在胸部，前正中线上，平第四肋间隙，两乳头连线的中点。

巨阙 在上腹部，前正中线上，脐中上 6 寸。

(2)配穴：

厥阴俞 在背部，第四胸椎棘突下，旁开 1.5 寸。

丰隆 在小腿前外侧，外踝尖上 8 寸，条口穴外 1 寸。

膈俞 在背部，第七胸椎棘突下，旁开 1.5 寸。

三阴交 在小腿内侧，足内踝尖上 3 寸，胫骨内侧缘后方。

(3)操作方法：

- 心俞、厥阴俞、膈俞宜用斜刺法，以免伤及内脏。
- 其他穴位常规操作。
- 寒凝气滞者，加厥阴俞。
- 痰浊壅盛者，加丰隆。
- 瘀血阻滞者，加膈俞、三阴交。

(4)特别提示：

- 平常要保持心情愉快，不要胡思乱想。
- 少吃油腻、辛辣的食物。
- 睡眠不好的患者慎用镇静类药物。

症状6

不想吃饭，容易疲劳，总觉身体发冷，气短乏力，腰酸腿软，头昏耳鸣，大便溏泄，小便清长，或兼肢体发凉等。

(1)主穴：

脾俞 在背部，第十一胸椎棘突下，旁开 1.5 寸。

肾俞 在腰部，第二腰椎棘突下，旁开 1.5 寸。

命门 在腰部，后正中线上，第二腰椎棘突下凹陷中。

膀胱俞 在骶部，第二骶椎棘突下，旁开 1.5 寸。

太溪 在足内侧，内踝后方，内踝尖与跟腱之间的凹陷中。

血海 屈膝，在大腿内侧，髌底内侧端上 2 寸，股四头肌内侧头的隆起处。

（2）配穴：

足三里 在小腿前外侧，犊鼻穴下3寸，距胫骨前缘一横指。

关元 在下腹部，前正中线上，脐中下3寸。

大肠俞 在腰部，第四腰椎棘突下，旁开1.5寸。

气海 在下腹部，前正中线上，脐中下1.5寸。

（3）操作方法：

- 脾俞、肾俞、命门、膀胱俞、大肠俞宜用斜刺法。
- 肾俞、命门可用灸法。
- 其他穴位常规操作。
- 身体冷加足三里、关元。
- 大便稀加大肠俞、气海。

（4）特别提示：

- 不要吃生冷的食物，少喝冷水，少吃油腻、辛辣的食物，可适当吃一些羊肉、大枣等温性食物。
- 注意不要在潮湿寒冷的地方居住。
- 平时要注意保暖。

症状7

体态肥胖，吃饭多，容易饥饿，口干多汗，容易疲劳，没有力气，心慌气短，头晕耳鸣，手足心发热等。

（1）主穴：

中脘 在上腹部，前正中线上，脐中上4寸。

气海 在下腹部，前正中线上，脐中下1.5寸。

三阴交 在小腿内侧，足内踝尖上3寸，胫骨内侧缘后方。

关元 在下腹部，前正中线上，脐中下3寸。

内关 在前臂掌侧，曲泽与大陵的连线上，腕横纹上2寸，掌长肌腱与桡侧腕屈肌腱之间。

巨阙 在上腹部，前正中线上，脐中上6寸。

(2) 配穴：

神门 在腕部，腕掌横纹尺侧端，尺侧腕屈肌腱的外侧凹陷中。

太溪 在足内侧，内踝后方，内踝尖与跟腱之间的凹陷中。

太冲 在足背，第一、第二跖骨结合部前方凹陷中。

(3) 操作方法：

- 气海可用灸法。
- 其他穴位常规操作。
- 睡眠不好加神门、太溪、太冲。

(4) 特别提示：

- 加强营养，少吃油腻、辛辣的食物。
- 多喝水，但要多次少量。
- 睡眠不好的患者，慎用镇静类药物。

艾灸减肥

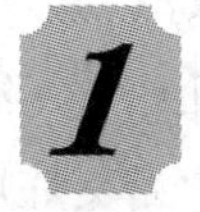

为什么艾灸疗法能够减肥?

艾灸减肥，就是指用艾灸疗法来减轻体重的方法，主要是用穴位灸法来调整人体的代谢系统，促进脂肪的利用、消化，并通过控制食欲，促进胃肠蠕动来达到减轻体重的目的。人体肥胖主要有两个原因：一是食欲好、食量大、吸收好，而运动量小；二是脾气虚，运化功能减弱，致使运化水湿功能低下，能量代谢发生障碍，湿聚而成痰，湿和痰（即指多余的水分与脂肪）不断蓄积，则形成形体肥胖。艾灸可以有针对性地通过健脾、利湿、化痰等中医的方法达到减肥的效果。

艾灸减肥有哪些好处?

艾灸减肥法消除了利用药物减肥所带来的种种弊端。如吃减肥药利用腹泻利尿的作用进行减肥，虽然体重减轻较快，但减去的都是水分，体内电解质随着水分的丢失而紊乱，易并发代谢性酸中毒；节食减肥会给身体带来一定伤害，如出现没有力气、容易疲劳、恶心呕吐等症状。艾灸减肥法正是利用中医的减肥原理，通过全身的调整来达到减肥的目的。

常用灸法有哪些?

（1）直接灸：就是将大小合适的艾炷，直接放在皮肤上灸。如果灸时需将皮肤烧伤化脓，愈后留有瘢痕者，叫瘢痕灸。如果不使皮肤烧伤化脓，不留瘢痕的，叫无瘢痕灸。

1）瘢痕灸又叫化脓灸：是施灸时先在将要灸的穴位上涂以少量的大蒜汁，以增加黏附和刺激作用，然后将大小合适的艾炷放在穴位上，用火点燃艾炷施灸。每个艾炷为 1 壮，每壮艾炷必须燃尽，除去灰烬后，才可以继续换下一个艾炷再灸，直到规定壮数灸完为止。施灸时由于有火烧灼皮肤，因此可能产生灼热疼痛，此时可用手在灸的穴位周围轻轻拍打，以缓解疼痛。在正常情况下，灸后 1 周施灸的部位化脓形成灸疮，5～6 周后，灸疮自行痊愈，结痂脱落后留下瘢痕。临床上常用于治疗哮喘、肺结核、瘰疬等慢性疾病。

2）无瘢痕灸：是施灸时先在所灸的穴位上涂上少量的凡士林，使艾炷好黏附在皮肤上，然后将大小合适的艾炷，放在穴位上点燃施灸，当艾炷烧得剩 2/5 或 1/4 而患者感到微有灼痛时为一壮，便可换下一个艾炷再灸。若用麦粒大的艾炷施灸，当患者感到有灼痛时，医者可用镊子柄将艾炷熄灭，然后继续换一个穴位再进行灸法，直到规定壮数灸完为止。一般应灸到局部皮肤发红而不起泡。因为皮肤没有烧伤，故灸后不化脓，不留瘢痕。

（2）间接灸：就是用药物将艾炷与灸的穴位的皮肤隔开进行灸的治疗方法。如隔姜灸、隔盐灸等。

1）隔姜灸：就是用鲜姜切成长 2～3 厘米、厚 0.2～0.3 厘米的薄片，姜片的中间用针扎几个眼，然后将姜片放在应灸的穴位上或患处，再将艾炷放在姜片上点燃施灸。当艾炷烧完，再换一个艾炷继续施灸，直到规定壮数灸完为止。一般皮肤红晕而不起泡。

2）隔蒜灸：用鲜大蒜头，切成厚 0.2～0.3 厘米的薄片，中间用针扎几个眼，放置于应灸的穴位上或患处，然后将艾炷放在蒜片上，点燃施灸。等艾炷燃烧完以后，换下一个艾炷继续再灸，直至规定壮数灸完为止。

3）隔盐灸：是用干净的食盐填在肚脐上，或在盐上再放置 1 片薄姜片，上面放置大艾炷施灸。

4）隔附子饼灸：是将附子研成粉末，用酒混合后做成直径（长）约 3 厘米、厚约 0. 8 厘米的附子饼，中间用针扎几个眼，放在应灸的穴位上或患处，上面再放艾炷施灸，直到规定壮数灸完为止。

（3）艾条灸：就是用纯净细软的艾绒卷成直径（长）约 1.5 厘米的圆柱形

的艾卷，要求卷紧，外面裹上质地柔软疏松而又坚韧的桑皮纸，用胶水或糨糊封口而做成的艾条。也有每条艾绒中掺入肉桂、干姜、丁香、独活、细辛、白芷、雄黄各等量的细末 6 克。也可以直接在药店买到艾条。施灸的治疗方法分温和灸和雀啄灸。

1）温和灸：是施灸时将艾条的一端点燃，对准应灸的穴位上或患处，距皮肤 2 ～ 3 厘米，进行熏烤。熏烤使患者局部有温热感而无烧痛感为好，一般每处灸 5 ～ 7 分钟，直到皮肤红晕。对于昏厥、局部知觉迟钝的患者，医者可将中指、食指分开，放在施灸部位的两侧，这样可以通过医者手指的感觉来测知患者局部的受热程度，以便随时调节施灸的距离和防止烫伤。

2）雀啄灸：是施灸时，艾条点燃的一端与施灸部位的皮肤并不固定在一定距离，而是像鸟雀吃食一样，一上一下活动着施灸。另外，也可均匀地上、下或向左、右方向移动或做反复的旋转施灸。

（4）温针灸：是针刺与艾灸结合应用的一种治疗方法，适用于既需要留针而又适宜用艾灸的疾病。操作时，将针刺入穴位产生酸、麻、胀、痛的感觉后，并给予适当提、插、捻、转而留针，继将纯净、细软的艾绒捏在针柄上，或用一段长约 2 厘米的艾条，插在针柄上，点燃施灸。待艾绒和艾条烧完后，除去灰烬，取出针。

（5）温灸：是用金属特制的一种圆筒灸具，故又称温筒灸。它的筒底有尖的也有平的，筒内套有小筒，小筒四周有孔。在进行灸法的时候，将艾绒或者掺入药物的艾绒，装入温灸器的小筒，点燃后，将温灸器的盖扣好，放置在穴位或应该灸的部位进行灸法，直到所灸部位的皮肤红晕才可停止。

艾灸减肥要注意什么?

- 凡是低热觉得口干，高热觉得身体发热的，不能使用灸法。
- 有传染病的人一般不宜用灸法。
- 孕妇、有急性炎症（肠痈、急腹症）、太饿、太饱、喝醉酒、受到惊吓、精神病患者禁用灸法。
- 面部、眼睛周围、心脏、大血管、嘴唇、肛门等处不用瘢痕灸，一般灸法也应该慎用。

艾灸减肥的常用处方有哪些?

症状1

吃饭多，但不易消化，平时喝水少，经常出现肚子胀，身体觉得发沉，不想动。有时候身体会出现浮肿，休息后浮肿会消退。

(1) 选穴:

肺俞 在背部，第三胸椎棘突下，旁开1.5寸。

脾俞 在背部，第十一胸椎棘突下，旁开1.5寸。

肾俞 在腰部，第二腰椎棘突下，旁开1.5寸。

中脘 在上腹部，前正中线上，脐中上4寸。

命门 在腰部，后正中线上，第二腰椎棘突下凹陷中。

丰隆 在小腿前外侧，外踝尖上8寸，条口穴外1寸。

(2) 操作方法:

用温和灸，每穴灸5～10分钟，每日或隔日1次，7～10次为1个疗程。

症状2

患者平日身体无力，不想动，有时会出现胸闷，总想睡觉。

(1) 选穴:

肺俞 在背部，第三胸椎棘突下，旁开1.5寸。

脾俞 在背部，第十一胸椎棘突下，旁开1.5寸。

丰隆 在小腿前外侧，外踝尖上8寸，条口穴外1寸。

太渊 屈手腕时手腕上有一条横纹，手心向前，在腕横纹的外侧。

三阴交 在小腿内侧，足内踝尖上3寸，胫骨内侧缘后方。

足三里 在小腿前外侧，犊鼻穴下3寸，距胫骨前缘一横指。

(2) 操作方法:

用隔姜灸，艾炷如花生粒大，每穴灸5～7壮，每日1～2次，3～6次为1个疗程。

症状3

患者平日身体容易出现浮肿，喝水少，尿少，有时会有肚子胀。

（1）选穴：

肾俞 在腰部，第二腰椎棘突下，旁开1.5寸。

三阴交 在小腿内侧，足内踝尖上3寸，胫骨内侧缘后方。

水分 在上腹部，前正中线上，脐中上1寸。

丰隆 在小腿前外侧，外踝尖上8寸，条口穴外1寸。

阴陵泉 在小腿内侧，胫骨内侧后下方凹陷中。

（2）操作方法：

用隔姜灸，艾炷如花生粒大，每穴5～10壮，每日1次，10次为1个疗程。

症状4

◆患者以腹部肥胖最明显，平时大便干结，走路不方便，稍微运动就会出现气喘胸闷。

（1）选穴：

天枢 在腹中部，脐中旁开2寸。

支沟 在前臂背侧，阳池穴与肘尖的连线上，腕背横纹上3寸，尺骨与桡骨之间。

大肠俞 在腰部，第四腰椎棘突下，旁开1.5寸。

神阙 在腹中部，脐中央。

照海 在足内侧，内踝尖下方凹陷中。

足三里 在小腿前外侧，犊鼻穴下3寸，距胫骨前缘一横指。

小肠俞 在骶部，第一骶椎棘突下，旁开1.5寸。

（2）操作方法：

用药物灸，取葱白连须50克，生姜30克，食盐15克，淡豆豉37粒，将以上药物混合捣烂，制成药饼。将药饼放火上烘热，灸于神阙，绷带固定，冷后再换，一般12～24小时气通自愈。

症状5

肥胖兼有胁部痛，平时脾气急躁，有时会出现眩晕，身体无力，肚子发胀。

（1）选穴：

太冲 在足背，第一、第二跖骨结合部前方凹陷中。

阳陵泉 在小腿外侧，腓骨小头前下方凹陷中。

肝俞 在背部，第九胸椎棘突下，旁开1.5寸。

膈俞 在背部，第七胸椎棘突下，旁开1.5寸。

胆俞 在背部，第十胸椎棘突下，旁开1.5寸。

足三里 在小腿前外侧，犊鼻穴下3寸，距胫骨前缘一横指。

期门 在胸部，乳头直下，第六肋间隙，前正中线旁开4寸。

（2）操作方法：

用温和灸，各穴灸10分钟左右，隔日1次，5次为1个疗程。

刮痧减肥

刮痧疗法为什么能够减肥?

刮痧疗法主要是用穴位刺激来调整人体的代谢系统，以加快代谢，使脂肪不容易在局部堆积，并通过控制食欲，促进胃肠蠕动来达到减肥的目的。脾虚者坚持用刮痧减肥法，可以预防和治疗肥胖症。如果坚持对肥胖者的局部进行刮痧，对各种原因的局部肥胖均有减肥效果。体内的水分运化过程是肺、脾、肾三脏共同参与完成的，刮拭背部膀胱经的有关俞穴及膻中、中脘、关元、丰隆可健脾益肾，宣肺化痰，益气活血，促进新陈代谢，调整内分泌功能，消除体内多余的水分和脂肪，达到减肥的效果。

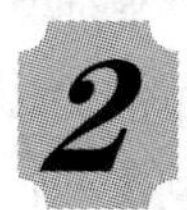

刮痧减肥的操作方法是什么?

（1）选择合适的体位：

1）趴坐位及坐位：适用于头部、颈部、背部、上肢部及下肢前侧、外侧部。

2）仰靠坐位：适于胸部、腹部、下肢内侧及下肢前侧部。

3）站立及前趴站立位：适于背部、腰部、下肢后侧部。

（2）操作方法：

术者用右手拿着刮痧工具，蘸植物油或清水后，在选定的体表部位，轻轻向下顺刮或从内向外反复刮动，逐渐加重，刮时要沿同一方向，用腕力，力量要均匀，一般刮 10 ～ 20 次，以刮到出现紫红色斑点或斑块为止。这就是出痧。

用泻刮或平补平泻手法进行刮痧，每个部位一般刮拭时间为 3 ～ 5 分钟；用补刮手法每个部位刮拭时间为 5 ～ 10 分钟。一般一个患者，选 3 ～ 5 个部位。对一些不出痧或出痧较少的患者，不可强求出痧。此时，还应根据患者的年龄、身体、病情、病程以及刮痧的部位而选不同的刮拭时间。对于保健刮痧没有时间限制，以患者感觉满意、舒服为原则。

第一次刮痧与第二次刮痧的时间需间隔 3 ～ 6 天，以皮肤上痧退（即痧斑完全消失）为准。一般 3 ～ 5 次为 1 个疗程。

刮痧后皮肤表面出现红、紫、黑斑或黑泡的现象，临床上称为“出痧”，是一种正常刮痧治疗效应，几天后可自行消失，不用作特别处理。刮痧特别是出痧后 1 ～ 2 天刮痧的皮肤部位出现轻度疼痛、发痒、虫行感，感觉皮肤怕冷、发热，皮肤表面出现红斑、红点变化等情况，都是正常的现象。

如果在刮痧过程中，患者出现头晕、眼花、心慌、出冷汗、脸色苍白、四肢发冷、恶心欲吐或头晕摔倒等现象，应及时停止刮痧，马上让患者平卧，取头部比脚高的体位。给患者喝一杯温糖开水，并注意保温。迅速用刮痧板刮患者百会（重刮），人中（棱角轻刮）、内关（重刮）、足三里（重刮）、涌泉（重刮）穴。患者静静躺一会儿就可恢复正常。对于晕刮者应注意预防，如第一次刮痧、精神过度紧张或身体虚弱者，应向患者解释明白，消除患者对刮痧的害怕，同时手法要轻也就是用补法。如果患者在饥饿、劳累、口渴时，不要对其刮痧，应让患者进食、休息、喝水后再刮痧。术者在刮痧过程中要精神集中，随时注意患者的脸色，问患者的感觉，一旦有不正常的情况应该马上停止刮痧，对相应情况进行处理，防止不好的情况发生。

3 什么是补泻手法?

（1）补法：刮的力小，刮的速度慢，能激发人体正气，使功能恢复旺盛。临床多用于年老、体弱者，久病、重病或形体瘦弱的虚证患者。

（2）泻法：刮的力大，速度快。能驱除病邪，使亢进的功能恢复正常。临床多用于年轻、体壮者，新病、形体壮实的患者。

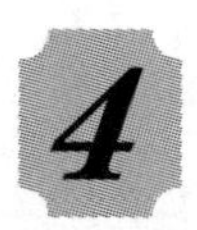

刮痧减肥的常用处方有哪些?

症状1

吃饭多，但消化不好，平时喝水少，经常出现肚子胀，身体发沉，不想动。有时会出现浮肿，休息后浮肿会消退。

(1)选穴：

脾俞 在背部，第十一胸椎棘突下，旁开1.5寸。

肾俞 在腰部，第二腰椎棘突下，旁开1.5寸。

关元 在下腹部，前正中线上，脐中下3寸。

大杼 在背部，第一胸椎棘突下，旁开1.5寸。

丰隆 在小腿前外侧，外踝尖上8寸，条口穴外1寸。

三阴交 在小腿内侧，足内踝尖上3寸，胫骨内侧缘后方。

(2)操作方法：

- 用补法刮脾俞、肾俞3～5分钟。
- 用泻法刮其余经穴部位3～5分钟。

症状2

患者平日身体无力，不想动，有时会出现胸闷、总想睡觉。

(1)选穴：

丰隆 在小腿前外侧，外踝尖上8寸，条口穴外1寸。

脾俞 在背部，第十一胸椎棘突下，旁开1.5寸。

阴陵泉 在小腿内侧，胫骨内侧后下方凹陷中。

肺俞 在背部，第三胸椎棘突下，旁开1.5寸。

三阴交 在小腿内侧，足内踝尖上3寸，胫骨内侧缘后方。

(2)操作方法：

- 泻法刮各经穴部位3～5分钟，以局部出现青紫或痧点为佳。

症状3

患者平日身体容易出现浮肿，喝水少，尿少，有时会出现肚子胀。

（1）选穴：

膀胱俞 在骶部，第二骶椎棘突下，旁开1.5寸。

肾俞 在腰部，第二腰椎棘突下，旁开1.5寸。

中极 在下腹部，前正中线上，脐中下4寸。

水分 在上腹部，前正中线上，脐中上1寸。

丰隆 在小腿前外侧，外踝尖上8寸，条口穴外1寸。

阴陵泉 在小腿内侧，胫骨内侧后下方凹陷中。

（2）操作方法：

- 补法刮中极3分钟。
- 泻法刮其余各经穴部位3～5分钟，以局部出现青紫或痧点为佳。

症状4

患者以腹部肥胖最明显，平时大便干结，走路不方便，稍微运动就会出现气喘胸闷。

（1）选穴：

大肠俞 在腰部，第四腰椎棘突下，旁开1.5寸。

天枢 在腹中部，脐中旁开2寸。

小肠俞 在骶部，第一骶椎棘突下，旁开1.5寸。

胃俞 在背部，第十二胸椎棘突下，旁开1.5寸。

上巨虚 在小腿前外侧，犊鼻穴下6寸。

曲池 在肘区，在尺泽与肱骨外上髁连线中点凹陷处。

足三里 在小腿前外侧，犊鼻穴下3寸，距胫骨前缘一横指。

（2）操作方法：

- 泻法刮各经穴部位3～5分钟，以局部出现青紫或痧点为佳。
- 如果大便干燥，重刮天枢10分钟。
- 如果大便通畅可不刮天枢、大肠俞、小肠俞。

症状5

肥胖兼有胁部痛，平时脾气急躁，有时会出现眩晕，身体无力，肚子发胀。

(1) 选穴：

阳陵泉 在小腿外侧，腓骨小头前下方凹陷中。

太冲 在足背，第一、第二跖骨结合部前方凹陷中。

章门 在侧腹部，第十一肋游离端的下方。

期门 在胸部，乳头直下，第六肋间隙，前正中线旁开 4 寸。

丘墟 在足外踝前下方，趾长伸肌腱的外侧凹陷中。

肝俞 在背部，第九胸椎棘突下，旁开 1.5 寸。

(2) 操作方法：

- 泻法刮各经穴部位 3 ～ 5 分钟。
- 腹部穴位可轻刮，以免刮伤皮肤。

按摩减肥

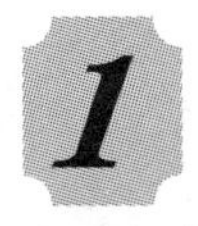

为什么按摩疗法能够减肥?

按摩能促进身体热能的消耗，调整体内新陈代谢，有助于减肥。按摩腹部可加大消耗能量，促进肠蠕动，增加排便次数，减少肠道对营养的吸收，使多余的食物营养及时从肠道排出，这种方法比服泻剂更易被人们所接受。

按摩早已为人们所熟知，它具有疏通经络、宣通气血、调整人体各个器官功能的作用，且有在家中就可进行的优点。对于一些不愿在门诊露面的肥胖女士、先生们来说，运用这一方法进行协调体内各系统功能，减肥降脂，不失为一条良方。尤其在腹部及四肢局部减肥方面更受欢迎。

大家知道，脂肪组织间隙的血管很少，而借助频繁的手法按摩，能促进毛细血管的再生，消除脂肪中的水分，加速脂肪组织的“液化”及利用。其手法以推、拿、揿等为主。

腹部按摩主要用摩、揿、按、捏、拿、合、分、轻拍、刺等手法操作。每次可做 10 分钟左右，以促进肠的蠕动、腹肌的收缩，使一些脂肪转化为热量而消耗。经常按摩能减少脂肪的堆积，但对因脂肪肝引起的大肚效果不佳。

四肢按摩以推、拿、揿等方法为主。上肢多用拿、搓、拍等手法，下肢多用推、揿、拍、搓等手法。在脂肪堆积较多处可适当加重手法，自上而下，自前向后，以便使肌肉的毛细血管增加开放量，从而改善肌肉的代谢功能，增加对脂肪的消耗，达到减肥的目的。

胸背部按摩以推、按、拿手法为主。手法不可过重，注意防止损伤胸骨及肋骨。一般每个部位，按摩 15 分钟左右，先胸部，后腰背部。

臀部脂肪较多，按摩重点在两侧髂骨上下，以按、揉为主，手法宜重。

面颈部按摩主要以揉、捏、分、拍手法为主，由轻到重，由额、颊部、鼻部、颌部、耳部、颈部、头项部顺序按摩，每次约 10 分钟。“短粗脖”的人，以颈部按摩为主，并且每日向前、向后、向左、向右摆头数次，有利于减少多余的脂肪。

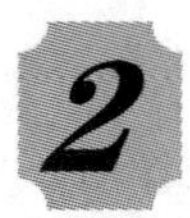

按摩减肥的手法有哪些?

（1）推法：此法是按摩常用的主要手法。

1）动作要领：放松上肢，肘关节微屈下垂，腕关节自然微屈，拇指着力，以螺旋式向前推动；向后回旋，压力均匀，一推一回，动作灵活。

2）适用范围：全身各部位。

3）作用：舒筋活络，泻热散寒，祛瘀消积。

（2）拿法：即用手指捉拿肌肉以治疗疾病的按摩法。有单手拿和双手拿两种，是一种有较强刺激的手法。

1）动作要领：用拇指和其他各指对称进行挤压，动作要缓慢而连贯，不能断断续续；用力由轻到重，轻重适宜，其强度以被按摩处感觉酸胀为好，不可用死力蛮劲。

2）适用范围：四肢、肩、颈、腋下等部位。

3）作用：泻热开窍，祛风散寒，疏通经络，缓解痉挛。

（3）揿法：这是按摩最常用的基本手法。它的刺激面比其他手法宽。

1）动作要领：放松上肢，肘关节略屈，手指任其自然，用小指根部、小鱼际着力，腕关节外旋，用力向前揿动，回旋放松。揿动时动作均匀协调，不跳动，逐步向前推进，轻重缓急适宜。

2）适用范围：腰、背、臀、四肢、肩、颈等部位。

3）作用：祛风散寒，疏通经络，疏松肌肉、韧带，活血止痛，滑利关节，缓解痉挛，增强肌肉韧带活动的功能。

（4）按法（点法）：即用手掌或手指按压身体某处的按摩法。此法是刺激性较强的一种手法。

1）动作要领：分拇指按、屈指按、掌指按、屈肘按四种。

拇指按：术者握拳，拇指伸直，食指屈曲护住拇指第一关节处，用指端或指腹按压。

屈指按：术者用中指或食指的第二个指间关节屈曲凸起部分进行按压。

掌根按：术者可用单掌或双掌的掌根着力向下按压，也可用双掌重叠按压和双掌相对按。

屈肘按（又称肘压法）：术者用屈肘凸起的鹰嘴部按压。操作时，着重在压痛点处和有关穴位，不可盲目乱按；用力必须逐步增加，以患者有一定的压痛感为度；按压一处的时间，1 分钟就够了，但需有一定揉摩的频率，不要呆板死按；屈肘按后，要辅之以摩法或揿法调和，以缓解其刺激性。

2）适用范围：拇指按适用于全身各部位或穴位；屈指按适用于肌肉较薄的部位和骨缝间；掌根按适用于腰背及下肢部位；屈肘按是压力最大，刺激性最强的一种方法，常用于腰、背、臀和大腿肌肉丰厚的部位。

3）作用：通经活络，开通闭塞，祛寒止痛，矫正畸形。

（5）摩法：即用手指或手掌在患者身体某处摩动的按摩法，是一种轻缓的手法。

1）动作要领：术者肘关节微屈，肩部和腕部放松，指、掌自然伸直，紧贴于患部，指掌着力部分随着腕关节连同前臂做盘旋式摩擦，用力要自然缓和协调。频率的快慢，要根据病情灵活运用。

2）适用范围：指摩有两种。一种是拇指摩法，适用于头、面或较小的部位（此法还可以结合推法使用）；另一种是三指（食、中、无名指）摩法，同掌摩法一样，适用于胸、腹、胁肋以及局部红肿剧痛等部位。

3）作用：行气活血，消肿退热，消积导滞，健脾和胃，补中益气，对消化系统疾病最为有效。

（6）捻法：用拇指、食指捏住患处，做相对用力往返捻搓的手法。

1）动作要领：用拇指与食指对称地捻动，如捻线状，用力均匀，动作缓和。

2）适用范围：四肢末梢及小关节部位。

3）作用：疏通关节，气血畅行。

（7）搓法：以手在肢体两侧，相对用力做方向相反的来回快速搓揉的手法。

1）动作要领：两手掌面对称，夹住患者肢体一定部位用力来回搓动，动作要快，移动要慢，用力要柔和均匀。

2）适用范围：四肢部位。

3）作用：疏通经络，调和气血。

（8）揉法：即用手指或手掌在患者身体揉动的按摩法。此法是主治局部红肿的重要手法。

1）动作要领：术者放松肩部和腕部，用大鱼际或掌根置于患部，以腕关节连同前臂做回旋揉动。揉动时，掌根或大鱼际要紧贴皮肤，使患部的皮下组织随着揉动而滑动，幅度逐渐扩大。

2）适用范围：全身各部位。

3）作用：消肿止痛，祛风散热，消积理气助消化。

（9）拍法：用拇指指腹或手掌腹面着力，五指自然并拢，掌指关节微屈，使掌心空虚，然后以虚掌有节律地拍击治疗部位。

1）动作要领：以手掌面拍打患者某些部位，有单拍、平掌拍、空掌拍之分。拍的力量之大小，视病情而定。

2）适用范围：主要应用于体表的较大面积和一些关键部位，如肩背、腰臀、四肢和肘窝、腘窝、足心等部位。

3）作用：散瘀解毒，行气活血，疏络通滞，止疼痛，除麻木，调整神经功能等。肘窝、腘窝处要多拍，由轻而重。拍法还有助长其他手法的作用，故拍法可单用，也可配合其他手法。

（10）捏法：以拇指与其他四指形成钳形相对用力挤压，或沿肌肉及经络做连续不断的捻动挤压的手法。

1）动作要领：拇指与食指对合轻拿捏起皮肤肌肉为捏。用于消除胀痛者，力量宜轻，时间要长，以缓和肿胀，但不能造成挤压伤；用于散硬结、除麻木（挛缩之肌肉），可以加重力量，但仍要以患者不感觉明显疼痛为限，防止用力过大。捏法是靠慢功奏效，不可急于求成，切忌用力过猛，要轻捏多捏。

2）适用范围：捏法的作用大体同拿法，多用于面、乳房、颈、男性生殖器等部位。因为部位小，不便使用大把抓的拿法，只能两个手指施力。

3）作用：捏法的作用大体同拿法或略小于拿法，此法是不能运用拿法的部位的代替法，但其效果不可轻视。

（11）分法：即分推法，是指用两手拇指或手掌，由一处向两边分开推动。

1）动作要领：用两手拇指腹或中指腹由一处分别向相反方向推抹开或拨开，叫分法。

2）适用范围：多用于脐腹、腰、头额部位（头部由眉头沿眉弓分别抹向两太阳穴处，一般叫抹法，实际与分法相近，故一并叙述）。

3）作用：散滞除瘀，舒筋活络，通调气血，解痉止痛。

（12）合法：是聚合气血之义。

1）动作要领：两手掌心一起合拢，叫合法。合法与分法相对，在运用时往往分、合二法相合。分法为泻，合法为补。根据患者体质的虚、实情况具体掌握。或多补少泻，或多泻少补。一般次序多是先泻后补，泻少补多。

2）适用范围：多用于脐腹，从上下或左右合向脐部。

3）作用：补中气，益肾气，助消化，温脐腹，除寒痛。肚脐穴为“神阙”，又叫“气舍”，身体虚弱之人，脐部最易招风，邪从脐入，引起种种疾病。故常见有用暖脐膏贴在脐上，或用布带护住脐部者，多为元阳虚衰之故。合法从脐之上下或左右合向脐穴，能祛寒邪，温补中气，补肾气。脐腹部是小肠所在，合法按摩小肠，可助其消化。

腹部按摩减肥法有哪些?

胃肠功能紊乱会导致人体水分无法在体内代谢，从而导致多余的水分堆积在体内，而脂肪的分解作用也无法正常发挥。肥胖患者 70%～80% 都有便秘倾向，也多是因为胃肠功能不健全所致。

此外，胰脏机能低下，会导致将糖分分解转化为热量的激素（胰岛素）

的不足，所以不仅是糖分的代谢，包括脂肪、蛋白质、水和矿物质的代谢也会出现异常，导致人体为补充能量而暴饮暴食，以致发胖，因此有了糖尿病是肥胖的伴侣这个说法。为了强化胃肠功能，我们可以对中脘（在上腹部，前正中线上，脐中上 4 寸）和水分（在上腹部，前正中线上，脐中上 1 寸）两个穴位进行压迫和摩擦，中脘可以解决现代人常有的疲劳性胃障碍，并能提高脂肪的分解作用。而水分穴可以促进人体代谢，具有排除全身多余水分的效果。同时对石门（在下腹部，前正中线上，脐中下 3 寸）进行压迫与摩擦，对提高胰脏机能很有效。接着，将双手除拇指以外的四指重叠，以肚脐为中心，在脐周围沿顺时针方向画圆，并适度摩擦。这样可以刺激大横（在腹中部，脐中旁开 4 寸）和天枢（在腹中部，脐中旁开 2 寸），对解决便秘很有效。

最后是腹部按摩。左右交替从两肋向肚脐推压，然后振动双手。腹部按摩对促进皮下脂肪的代谢非常有效。

以上动作为一套。仰卧，双膝轻屈连续 3 遍。

循经按摩点穴减肥法的特点是什么?

该法特点是根据人体经络的走向，按摩一经或多经的穴位，对脏腑病变所导致的肥胖有良效，一般重点按摩肺、脾、肾、胃、膀胱五条经络。

患者仰卧位，术者按肺经、胃经、脾经走向进行按摩按摩，点中府（在前正中线旁开 6 寸，平第一肋间隙处），云门（前正中线旁开 6 寸，锁骨下缘），提胃（中脘穴旁开 5 寸），升胃（在剑突下 1.5 寸，右侧旁开 0.5 寸），腹结（大横下 1.3 寸），府舍（在冲门外上方 0.7 寸，前正中线旁开 4 寸），气海（在下腹部，前正中线上，脐中下 1.5 寸），关元（在下腹部，前正中线上，脐中下 3 寸）后。

让患者换俯卧位，按摩膀胱经，点脾俞（在背部，第十一胸椎棘突下，旁开 1.5 寸），胃俞（在背部，第十二胸椎棘突下，旁开 1.5 寸），肾俞（在腰部，第二腰椎棘突下，旁开 1.5 寸）。有并发症者加相应经络和穴位。

每日按摩 1 次，每 30 次为 1 个疗程，效果不佳者，间歇 1 周，再进行第二个疗程。进行第二个疗程治疗期间要求患者限制食量，并逐渐增加活动量，让机体在一段时间内保持消耗量大于摄入量，从而消耗掉体内过剩的脂肪，达到减肥之目的。

自我按摩减肥时要注意哪些？

◎ 如在室内自我按摩，最好在按摩前，先打开窗户，通通风，以保持室内空气新鲜。

◎ 抽烟的人不要边按摩边抽烟。

◎ 按摩前要把手洗干净，指甲要修剪，不要留得太长，以免按摩时擦伤皮肤。

◎ 按摩时要全神贯注，精力集中，不要边看电视或边听收音机边按摩。并且，按摩时尽量不要受他人打扰。

◎ 自我按摩最好直接在皮肤上进行，如在室外进行，也可隔衣按摩。但隔衣按摩不如直接在皮肤上按摩效果好。

◎ 刚吃完饭、喝酒后、过度饥饿时或暴怒后，均不要自我按摩。一般饭后 2 ～ 3 小时再按摩，效果最好。

◎ 妇女在经期、孕期不要自我按摩，尤其是腰部、腹部严禁自我按摩。

◎ 患有恶性肿瘤，各种溃疡性皮肤病，各种感染性、化脓性疾病和结核性关节炎，严重的心、肝、胃、肾等内脏器官疾病，肥胖部位有烧伤、烫伤、骨折、骨裂等均不能自我按摩，应先以治病为主，千万不要只顾按摩减肥，耽误了病情。

◎ 自我按摩减肥术，运用时，不要生搬硬套，若全身肥胖，可全身按摩。若只是腰粗，只做腰部减肥即可，依此类推。

◎ 自我按摩减肥术中的辅助动作，是为了使减肥效果更好、更快一些而增设的。肥胖者可根据自己的情况、肥胖程度以及兴趣爱好来选用。

◎ 自我按摩减肥，如果每次都很认真地做，每天做 1 ～ 2 次即可。每星期选择一天（最好固定时间）休息。做几星期后，如果没有什么不良反应，坚持做下去，一直做到体形改变，有明显的减肥效果为止。

◎ 自我按摩减肥术，既减肥，又健身。自我按摩后，一般没有什么不良反应，大多数人都感到全身舒适、轻松，并稍有些疲劳感。

◎ 如果出现心慌、恶心，被按摩的肥胖部位很不舒服，甚至出现青紫的瘀斑（多见于女性肥胖者），这说明按摩时，可能用力过猛，或按摩手法和方法不正确，应予以纠正。或休息几天，再自我按摩。

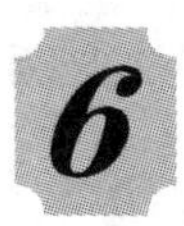

什么是循经摩擦拍打减肥法？

采用循经摩擦、拍打、握捻手足肩臂脂肪堆积处皮肤的方法，以达到消除脂肪的目的。适合于出现肥胖，症见呼吸短促、多汗、腹胀、下肢浮肿等的单纯性肥胖者。

◎ 用鬃毛刷、毛巾或手掌在脂肪丰厚处摩擦，时间不限。

◎ 用毛刷或手掌沿足少阴肾经——大小腿内侧至足心部位，来回做5～6次像螺旋状摩擦。再由小腹向胸部沿肾经支脉循行部位摩擦。支脉循行线由会阴（男性在阴囊根部与肛门连线的中点；女性在大阴唇后联合与肛门连线的中点）上经腹部（正中线旁开 1.5 厘米），走胸部（正中线旁开 2 厘米），止于俞府（锁骨下缘，前正中线旁开 2 寸）。

◎ 将左手甩到背后用手背拍打右肩部 10 次，再用右手背拍打左肩部 10 次。用左手拍打右侧颈部 10 次，再用右手拍打左侧颈部 10 次，可消除肩臂部脂肪。

◎ 用左手握、捻右肩、臂脂肪丰满处 10 次，再用右手握、捻左侧 10 次。然后向前、向后旋转双肩各 10 次。可消除肩臂部脂肪。

如何进行局部按摩减肥？

适合于各种类型的肥胖者，可分面、颈、上肢、胸、腰、腹、臀、腿、膝、足等 10 个部分，视肥胖者脂肪堆积程度，可以进行调整，因而具有灵活性。

（1）按摩腹部减肥：

◎ 排空大小便。仰卧床上，腰带解开，全身放松。

◎ 消除“大腹肚”的一个有效方法就是腹部按摩减肥法，它适用于消化系统、神经系统和泌尿生殖系统的许多疾病，又可作为消除腹部脂肪、强健身体的一种方法，具有简单易学、感觉舒服、见效快等优点。

◎ 通过有关穴位的刺激和按摩，能调整神经内分泌的功能，促进脂肪的代谢和分解，还能促进血液循环，使皮肤的毛细血管扩张，增加局部的体表温度，从而促进皮下脂肪消耗。

◎ 腹部按摩不仅可消除腹部脂肪，还可兼治消化系统、神经系统及泌尿生殖系统等多种疾病。

◎ 腹部按摩减肥手法可用二指叠按法，即两拇指重叠，按的轻重以手下有脉搏跳动和患者不感觉痛为宜；波浪式推压法即两手手指并拢，自然伸直，左手掌置于右手指背上，右手掌指平贴腹部，用力向前推按，继而左掌用力向后压，一推一压，由上而下慢慢移动，似水中的浪花。

◎ 摩腹时，取仰卧位，裸露腹部，双手重叠按于腹部，以肚脐为中心顺时针方向旋转摩动 50 圈，使腹部有发热感及舒适感。以右手中指点按中脘（在上腹部，前正中线上，脐中上 4 寸）、下脘（在上腹部，脐中上 2 寸）、关元（在下腹部，前正中线上，脐中下 3 寸）、两侧天枢（在腹中部，脐中旁开 2 寸），每穴持续按压 1 分钟，以不痛为宜。点按天枢时，先点右侧后点左侧，重点在左侧，手指下有动脉搏动感，并觉两腰眼处发胀，有寒气循两腰眼下行，松手时，又有一股热气下行至两足。

◎ 推腹时，两手手指并拢伸直，左手掌置于右手指背上，右手掌贴腹部用力向前推按，接着左掌用力向后压，一推一压，由上腹移到小腹做 3 ～ 4 次，再从左向右推 3 ～ 4 次，以腹部微有痛感为宜。

（2）按摩面部减肥法：

◎ 两手掌心分别按于两腮部，轻用力向上摩到前额，经耳前（拇指在耳后）再摩到下颌部，最后旋摩到腮部，这样旋摩 10 下。再以同样的力量和手法向相反的方向旋摩 10 下。

◎ 用一手的中、食指同时放于印堂（两眉头连线的中点）上，用力向上直推到发际后再按摩到印堂为一下，共推拉 10 下。

◎ 用双手食、中指同时并排耳前发际处，自下向上推搓发根，每侧推 20 次。

۞ 用中、食指自眼外角向鬓角处，上下来回推拉。每侧推拉 10 ～ 20 下。并在太阳（眼外角凹陷中）上按揉，每侧各揉 5 下。

（3）按摩颈部减肥法：

۞ 摘掉手表、手镯、戒指之类的东西。坐在凳子上或椅子上，全身放松。如在户外，用站立体位也可以，双脚距离与肩同宽，全身放松。

۞ 用一手食、中指放于同侧风池（在颈部，枕骨之下，与风府相平，胸锁乳突肌与斜方肌上端之间的凹陷中）上，用力向对侧风池推，再拉回原风池。来回推摩 10 下。

۞ 用一手中指放于同侧风池上向下推摩到定喘（大椎旁开 0.5 寸）后，再回到风池为 1 下，来回摩动 10 下。再以同样的动作用另一手于同侧来回摩动 10 下。

۞ 双手食、中指分别放于对侧耳后高骨处，交替用力分别按摩到同侧缺盆（在锁骨上窝中央，前正中线旁开 4 寸）。每侧进行 10 下。

۞ 用双手拇指压于双风池上，有得气感后齐用力向上提，每穴提 5 下。

۞ 用左手掌心托右下颌骨，向左上方推；右手五指分开于头后左枕部向右下拉，使头颅旋转，带动颈项扭转，扭转到最大限度可发出响声，但不要用力过猛，强求响声。先向左侧旋扳 5 下，再以同样手法和力量，向右旋扳 5 下，也可以左右交替进行。

（4）按摩胸部减肥法：

۞ 排空大小便。仰卧在床上，腰带解开，全身放松。

۞ 捏揉胸大肌。端坐位或直立站位，头要正，眼要平视，口轻闭，舌抵上腭，全身放松。双手胸前交叉，用双手拇指和其余四指夹住对侧胸大肌，从上至下进行捏拿按揉 30 ～ 50 次。再用双手拇指指腹推揉按摩胸骨两侧，从上至下重复 10 次。

۞ 按揉胸部。两前臂胸前交叉，双手掌伸直，用掌面按揉对侧前胸，从锁骨下开始至肋弓为止，旋转按摩 10 次。然后再用掌按摩本侧前胸，从上至下重复 20 ～ 40 次。

۞ 叩打前胸。将双手掌伸直，适当施力，交替叩打前胸 100 ～ 200 次。

（5）按摩腰臀部减肥法：这是一组连续性的手法，腰臀部减肥早期进行效果最好。产后做这套运动会更快恢复体形。

蹬足收臀。仰卧体位，两足跟用力下蹬，同时提气收臀，2 秒钟后放松，然后再蹬足跟提气收臀放松，往返 20 次。有收缩臀部皮肤和运动臀腿脂肪的作用。

后伸下肢。俯卧体位，两下肢交替抬举至最大限度，往返 20 ～ 30 次。可内收皮肉运动脂肪。

拿捏双臀。俯卧体位，两手拇指和食指、中指相对，并同时拿捏两侧臀部肥胖处，一侧 2 分钟。可加速皮下组织代谢，化解脂肪。

搓摩双臀。俯卧体位，两掌面用力搓摩两侧臀部 2 分钟（不隔衣服）。可收紧皮肤，分散脂肪。

按揉腰部。俯卧体位，两手呈实拳状，用指掌关节的凸起部位，用力按揉腰椎两侧的软组织，意在疏散皮下脂肪。

提气收腰。站立体位，两手叉腰，吸气收腰，两手向内侧推腰部位 1 ～ 2 分钟。意在转化脂肪，运动腰部组织。

拍打腰臀。站立体位，两手呈空拳状，适当力量拍打腰臀部位 2 分钟，可加速代谢，分化脂肪。

跳跃运动。站立体位，双手下垂，挺胸拔腰，原地跳跃 1 分钟，可抖动肌群，分化脂肪。

（6）按摩上肢减肥法：

捏拿肩、上臂、前臂和腕部位。端坐位或直立站位，脱去外衣，头放正，目平视，含胸拔背，全身放松。

两前臂胸前交叉，双手拇指和其他四指，同时捏拿对侧肩部，用力捏拿肩部三角肌、上臂和肘部至腕部，内外前后侧都普遍捏拿 5 ～ 10 次。

叩打上肢。前臂胸前交叉，双手握空拳，然后有节奏连续不断地叩打上臂、肘部、前臂的内外侧，用力均匀。

另外，如有精力和体力可以做一些辅助动作，更有助于肩、上肢减肥。左脚在前，右脚在后，左弓步站好。或右脚在前，左脚在后，右弓步站好均可。

双手握拳，左右胳膊轮换向前抡圈，一般抡36次。如胳膊较粗，尽量多抡几次，直到很累为止。抡圈时，尽量用力，速度要快。

这一辅助动作特别有助于肩和上肢减肥，有不少肩宽、胳膊粗的人，坚持做不到一个月，就有很明显的减肥效果。

（7）按摩腿部减肥法：

◎ 两手紧抱一条大腿根部的前面，用力向下摩擦，经膝盖骨摩擦到足踝，然后反转到小腿后面向上来回摩擦，经腘窝到大腿根部后面为1下，这样如此摩擦36下。再以同样的动作，摩擦另一条腿36下。

◎ 两手虎口相对放于一条大腿根部的两侧，双拇指呈“八”字形，齐用力向下，左右搓动经膝到踝，再上下搓回到大腿根部为1下，共搓10下。再以同样的手法和力量搓另一条腿10下。

◎ 仰卧位，双足尖尽量绷直，直腿向上抬举，双腿交替进行，每腿举20下，施术时以腿后肌筋有酸胀感为度。

◎ 仰卧位，左腿屈膝，右膝屈曲重叠于左膝盖骨上，右股四头肌发力将右腿弹直为1下，共弹10下。再右腿屈膝，左腿以同样动作和力量弹10下。

◎ 双手握实拳，用力轻对叩同侧环跳穴，每侧叩10下，再用力重叩10下。轻叩有得气感为宜，重扣有放散感为佳。

◎ 双拇指分别放于同侧的腹股沟动脉上，压下去3秒钟后突然松开，两下肢马上有热感，每侧压5下。

（8）按摩膝部减肥法：

◎ 两手掌心分别放在同侧膝盖骨上，同时均用力向外施摩于膝盖骨的周围36圈，再齐向内施摩36圈，以膝关节内有热感为佳。

◎ 双拇指指尖压于两腿内膝眼（髌尖两侧凹陷中，内侧凹陷中为内膝眼，外侧凹陷中为外膝眼）上，一齐用力各揉10下。再于两腿外膝眼上，一齐用力各揉10下。

◎ 用拇指指尖分别在膝盖骨的周缘找压痛点，在压痛点上点按，每一压痛点压5下。

◎ 一手将一条腿的膝盖骨固定，另一手握拳，用拇指的指间关节的背侧高出部压于膝盖骨上，进行环摩，向外内各环摩 20 圈。再以同样的手法和力量，环摩另一条腿的膝盖骨。

用双手拇指压一条腿的膝内侧找压痛点及压痛条，找准后顺筋推压，每压痛点推压 3 ～ 5 下。再以同样手法推压另一腿膝内侧。

(9) 按摩肾囊减肥法：此法适用于男性肥胖者。

按摩前要穿柔软棉质的裤头，一手掌面放于肛门的前上方，用力向上兜摩阴茎和睾丸及阴囊到肚脐以下，这样两手交替兜摩 36 下左右。

两手掌同时捧起睾丸和阴茎，用力进行左右来回搓转，搓转的同时向上提拉，由下向上移搓到空手，共 10 下左右。

一手将睾丸拿起固定，另一手轻轻叩打固定睾丸 18 下左右。再拿起并固定另一侧睾丸以同样的手法和力量叩打 18 下左右。叩击的力量可逐日增加，以无疼痛肿胀为度。

一手将阴茎拿起，由根部向上轻拉，另一手的拇指揉阴茎的根部，这样轻拉 36 下左右，患阳痿者可多拉几下，如无疼痛肿胀，力量逐日增加。

按揉三阴交（在小腿内侧，足内踝尖上 3 寸，胫骨内侧缘后方），用拇指各按揉 20 下左右。

揉膀胱，双手重叠，用四指面压膀胱区，左右各揉 36 下左右。

横推下腹，用右手掌根，自右髂骨嵴推至左髂骨嵴为 1 下，再用左手自左髂骨嵴至右髂骨嵴推 1 下，这样交叉进行，各推 36 下左右。

(10) 按摩足部减肥法：

双手掌心放于同侧双足背上，齐用力由踝关节至足尖来回搓动，每足背搓 10 下。

用左手掌心放于右足心，开始横搓 10 下，再竖搓 10 下。再用右手掌心按同样方法于左足心横竖各搓 10 下。

左手拇指于右足涌泉（在足底部，卷足时足前部凹陷中，约当足底第二、第三趾趾缝纹端与足跟连线的前 1/3 与后 2/3 交点），向左右各揉 10 圈。右手拇指于左足涌泉上，向左右各揉 10 圈。

用左手拇指与四指分开，放于右足跟腱上，自上而下地拿捻，向上拿捻 20 下，向下拿捻 20 下。然后再用右手拿捻左跟腱上下各 20 下。

◎ 用双手拇指尖在两足的太冲（在足背，第一、第二跖骨结合部前方凹陷中）上，向外内各揉 10 圈。

◎ 足踝充分放松，双手拿住右足趾一齐用力使踝背屈 10 下，再以同样手法，使左踝背屈 10 下。

◎ 左手握实拳，叩击右足跟底部 10 下，再以右手握实拳叩击左足跟底部 10 下。

点穴减肥

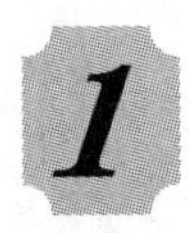

为什么点穴疗法能够减肥?

点穴疗法的减肥原理，主要是通过调节神经系统的功能，反射性地改善病变部位的血液循环和新陈代谢，从而促进病变部位组织细胞的恢复或再生能力，达到减肥的目的。人肥胖后，脏腑里外间隔都包着脂肪，影响脏腑对食物正常的消化吸收。通过点穴按摩经脉，分解和溶化包在脏腑之间的脂肪，让脏腑强壮起来，提高脏腑工作效率，把食物消化吸收，转换成气血，供养全身，不给它储存和转化成脂肪的机会。

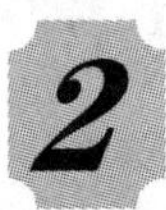

点穴减肥的操作方法有哪些?

（1）点法：

掌指关节微屈、食指按于中指背侧，拇指抵于中指末节，小指、无名指握紧。

操作时，术者以中指端快速点于选定的经络和穴位上，利用手腕和前臂的弹力迅速抬起，如此反复叩点。一般每秒 2 ～ 3 次。叩点时可采取一虚二实节律。即在每一节律中，虚点时力轻，速度快；实点时力重，速度慢。

施用点法时，要求术者既要有灵活的弹力，又要有坚实的指力和强劲的臂力。只有弹力而无指力，其力不能渗透；只有指力而无弹力，易致局部损伤。因此，须指力与弹力结合，方能刚柔并济，恰到好处。

点法有轻、中、重之分。轻叩只运用腕部的弹力，属弱刺激，作用偏于补，多用于小儿、妇女或年老体弱患者。中叩需运用肘部的弹力，属中刺激，平补平泻。重叩要运用到肩部力量，强刺激，作用偏于泻，主要用于青壮年、体质强壮及临床表现为实证的患者。

◎点法适用于全身各部位。运用点法时，应掌握频率的快慢和位置的始终如一，不然会影响治疗效果。

（2）按法：

◎将拇指伸直，其余四指伸张或扶持于所按部位的旁侧。

◎操作时，拇指端在穴位上，用力向下按压，指端不要在按的穴位上滑动或移位，否则易擦伤皮肤，属强刺激手法。

（3）拍法：

◎食指、中指、无名指、小指并拢微屈，拇指与食指第二关节靠拢，虚掌拍打，以指腹、大小鱼际触及被拍打部位的皮肤。操作时，以肘关节为中心，腕关节固定或微动，肩关节配合，手掌上下起落拍打。

◎切忌腕关节活动范围过大，以免手掌接触时用力不均。

（4）掐法：

◎以拇指或食指的指甲，在穴位上进行爪切，只适用于手指、足趾甲根和指、趾关节部位。

◎操作时，一手握紧患者应掐部位的腕、踝关节，以防止肢体移动，另一手捏起肢端，对准穴位进行爪切。

◎掐法的轻重、频率应视患者的病情而定。爪切时力量不宜过重，避免掐伤皮肤。

（5）叩法：

◎五指微屈并齐，指尖靠拢。

◎操作时以手腕带动肩、肘部，叩击选定的经络、穴位。

◎此法与点法一样，要求指力与弹力相结合，达到既不损伤组织，又有满意效果，可用于全身各部位。

◎叩法分指尖叩法和指腹叩法两种。指尖叩法与穴位接触面是指尖，多为重手法；指腹叩法与穴位接触面是指腹，多为轻手法。

（6）捶法：

🌷 五指微握拳，将拇指指端置于食指内下方，以小鱼际外侧面接触穴位。

🌷 操作时应沉肩、垂肘、悬腕，以腕关节为活动中心，根据轻重刺激的不同要求进行捶打，使患者既感到一定的力度，又柔和轻快。

（7）旋转法：

🌷 令患者侧卧，健腿伸直在下，患腿屈曲在上，术者站于患者腹侧。

🌷 一手按住肩部，前臂靠患肩，向后推，一手按住髂部，肘部压患髋，向前拉。

🌷 在患者全身放松的情况下，轻轻地摇动腰部，待推拉到最大幅度时，突然用巧劲迅速用力推拉 1 下，听到腰骶部“咔嗒”响声即可；如未闻声响，则双手改变位置，以同样手法，向相反方向再重复 1 次。

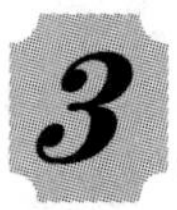

点穴疗法减肥时要注意什么?

🌷 治疗前，要做好患者的工作，消除其紧张顾虑的心理因素，以求积极配合。

🌷 治疗前，要使患者坐卧舒适。同时，操作者也要有舒适的位置，便于运用手法和力量。治疗中，根据患者治疗时的情况，随时变换治疗者体位。

🌷 操作者要保持手指卫生，勤修指甲。冬季寒冷时，注意双手保暖，以免手冷触及患者皮肤而引起肌肉紧张。

🌷 治疗时要注意室内卫生，保持空气流通。冬季注意保暖，以免患者着凉而生病。

🌷 手法轻重应根据患者肥胖程度及体质而定。一般来说，中、重度肥胖手法宜重些，轻度肥胖手法宜轻些；体质好的手法宜重些，体质弱的手法宜轻些。

🌷 治疗在空腹时为好，每日 1 次，15 次为 1 个疗程，间歇 7 天，继续下一个疗程。治疗期间，不能中断，饮食要减量。

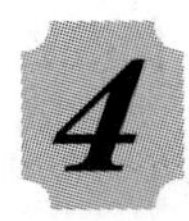

怎样用点穴疗法减肥?

（1）面部减肥：

◎揉睛明（在面部，目内眼角上方凹陷中）20～30次，从睛明向下，沿眼周围摩眼眶10圈。

◎按印堂（两眉头连线的中点）30次。

◎揉太阳（眼外侧凹陷中）20～30次，分推前额10～20遍；沿鼻两侧上推迎香（鼻翼旁0.5寸，鼻唇沟中）10～20次。

◎揉耳捏耳30～40次，中指在耳前，食指在耳后，反复上推听宫（在面部，耳屏前，下颌骨髁状突的后方，张口时呈凹陷中）20～30次。

◎两手十指微屈，叩击头部40～50次，揉百会（后发际正中直上7寸，或头部正中线与两耳尖连线的交点处）30～50次。

◎上推面颊20～30次，弹风池（在颈部，枕骨之下，与风府相平，胸锁乳突肌与斜方肌上端之间的凹陷中）各20次。

◎按揉脾俞（在背部，第十一胸椎棘突下，旁开1.5寸）及肾俞（在腰部，第二腰椎棘突下，旁开1.5寸）各30～40次，先握拳捶，再反复下擦，捶擦腰部至腰部发热，继揉膻中（在胸部，前正中线上，平第四肋间隙，两乳头连线的中点）20～30次。

◎两手重叠先逆时针再顺时针摩中脘（在上腹部，前正中线上，脐中上4寸）各摩50～60次。

◎下推气海（在下腹部，前正中线上，脐中下1.5寸）50次，两手配合呼吸先擦胸，再斜擦小腹各20～30次。

◎拿按肩井（在大椎与肩峰端连线的中点）及肩髃（肩峰端前下缘，肩峰和肱骨大结节之间，三角肌上部的中央。臂外展和平举时，肩部出现两个凹陷，肩峰前下方的凹陷中）20～30次。

◎按揉尺泽（弯肘时有一条横纹，手心向前，在横纹的外侧端）、手三里（屈肘在前臂背面外侧，阳溪与曲池的连线上，曲池下2寸），对拿外关（在前臂背侧，阳池与肘尖的连线上，腕背横纹上2寸，尺骨与桡骨之间）及合谷（在手背上，用一手的拇指指间关节横纹，放在另一手拇指、食指之间的指蹼缘上，拇指指尖下）各 20 ～ 30 次。

捻抹手指，每指 3 遍，擦上肢，内外侧各 5 ～ 7 遍。

下肢还须点风市（在大腿外侧部的中线上，腘横纹上 7 寸，直立垂手时，中指尖处），指尖叩击点 10 ～ 30 次，拿按血海（屈膝，在大腿内侧，髌底内侧端上 2 寸，股四头肌内侧头的隆起处）、阳陵泉（在小腿外侧，腓骨小头前下方凹陷中）、阴陵泉（在小腿内侧，胫骨内侧后下方凹陷中），按揉足三里（在小腿前外侧，犊鼻穴下 3 寸，距胫骨前缘一横指）、三阴交（在小腿内侧，足内踝尖上 3 寸，胫骨内侧缘后方）各 20 ～ 30 次，拳击下肢、搓下肢各 7 ～ 10 次。

（2）下腹减肥：

细腰的指压点在后背的腰部，脊骨两侧 2 点，由此向外一指宽处左右各 1 点，然后再向外一指宽处也各有 1 点，共计 6 点。

两手放于腰部，将拇指的指腹放在离脊骨最近的指压点上，左右同时压 3 秒。压 3 秒后松手，移向下一指压点，这样一直压到最外侧的指压点上，用力越大效果越好。

消除小腹下坠的指压点为肚脐正下方 5 指宽的 1 点及其左右各一指宽的 2 点，共计 3 点。将两手食指、中指、无名指并拢，由右向左依次压这 3 个指压点。每压 1 下，应压 5 秒后再松开，然后移向下一指压点处，压的时候不要太用力，自己感到舒服即可。

耳穴减肥

为什么耳穴疗法能够减肥?

中医学认为五脏六腑、皮肤九窍、四肢百骸等部位，通过经络与耳郭密切联系，故有“耳朵是全身经脉聚集的地方”之说。耳针及耳穴贴压法，旨在宣畅经络，疏通气血，宣肺化浊，利湿降脂。现代医学认为：此技术的有效性既有生理学因素又有心理学因素。耳部的神经血管较丰富，特别是耳甲腔的三角窝，刺激该处的神经有调整机体代谢平衡失调的作用。尤其是刺激迷走神经，可影响胰岛素值，抑制食欲以达到减肥的目的。心理学方面认为这种刺激能使患者产生纳呆感。因为患者可以随意地拮抗多吃的意向，以打破促其饮食意向的习惯性反应，开始对减少饮食的信号建立一个新的条件反射。这从心理学角度是支持控制体重的。

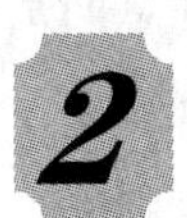

耳穴减肥要注意什么?

（1）辨证取穴：应根据患者的临床特点，选择最适合的穴位。

（2）准确定位：治疗找穴时，最好应用耳穴探测器或探测针在耳穴区寻找最佳敏感点，然后将针对准敏感点，准确压入，固定牢靠，轻轻揉压直到有明显的酸、麻、胀的感觉为止。

（3）严格消毒：整个操作过程应做到严格消毒，所有的针和器械均应浸泡在75%酒精或消毒液中备用，防止发生感染或污染。

（4）定时按摩：埋针后，应在餐前半小时、两餐之间、晨起和晚睡前都要进行按摩，每次按摩15～30分钟，按摩时手法宜轻柔、用力均匀。

（5）增加运动：治疗期间配合适当的户外活动，如散步、慢跑等会使减肥的效果更明显。

耳穴减肥有哪些方法?

耳穴减肥到目前为止，有针刺、埋皮内针、水针、电针和穴位压丸等几种方法。最常用的是埋皮内针和穴位压丸两种方法。

（1）皮内埋针：每次选 1 ～ 3 个穴，严格皮肤消毒后，用揿针或 V 形针刺入穴位皮内，中等刺激，然后用胶布固定。每 4 ～ 7 天轮换 1 次，两耳交替使用。在留针期间，每逢进食前或有饥饿感时，用手指按压 2 ～ 3 分钟，6 ～ 7 次为 1 个疗程。

（2）穴位压丸法：选准穴位后，用胶布将王不留行籽或白芥籽或莱菔籽敷贴于穴位上，用食指、拇指捻压至酸、麻、沉或疼痛后为得气，亦于进食前或有饥饿感时用手指按压至得气。每周换 1 次，两耳同时使用或两耳交替使用。5 次为 1 个疗程。

影响耳穴减肥的因素有哪些?

（1）年龄：总体来看，年龄越大减肥越难。处于儿童期，特别是学龄后的儿童疗效好，这个时期的肥胖儿童有一定的配合能力。但应注意的是，许多儿童通过治疗胸腹围减小，活动有力，形体变得均匀，再配合锻炼，肌肉比以前发达，故体重总数下降缓慢，此时要参看自觉症状、胸腹围大小、血压的变化等情况来评估减肥成果。青年时期减肥效果最好，此期配合能力强，更重要的是饮食结构尚未形成习惯，只要坚持，一般都会产生显著的减肥效果，因此最佳减肥年龄是 20 ～ 29 岁。中年时期减肥效果虽不像青年时期那么明显，但疗效也令人满意。

吕明庄等人观察 1 000 个肥胖患者，其中年龄在 21 ～ 40 岁的患者有效率为 89.4%，其次为 20 岁以下组，最差的是 40 岁以上组，无效者占 34%。老年人减肥难的原因是饮食习惯不易改变，活动量小，饮食内容的代谢路线早已形成，因而难以奏效。当然，决心减肥的老年人只要坚持改变饮食习惯，还是能取得良好效果的。

（2）时间：耳穴减肥有其规律性，一般情况下，减肥时间有大、小周期之分。小周期是从治疗之日起，食欲的降低有 2 周左右（此期最大减重达 2.5 千克），此后进入相对稳定期，可停治 1 周，再开始重复下一个周期。大周期表现为第一个月减肥效果不显著，第二个月效果理想，第三个月后减重幅度又逐渐减小，呈平衡状态。此后如果想继续减轻体重需停针 15 天以上，再重复下一个疗程。实践证明，疗效与时间呈正相关。

（3）体质：耳穴减肥的对象主要是单纯性肥胖，对于继发性肥胖需配合原发病的其他治疗手段。但耳针有个明显的优越性是它可在减肥的同时治疗许多原发病，如高血压、动脉硬化、偏头痛、神经衰弱以及烟瘾较大的人，在减肥治疗后，都会发现原有症状有不同程度的改善。

（4）体形：耳穴减肥对恢复标准体形极为有利，大量临床报道证明，减肥后每个患者都会发现三围有明显的改善。

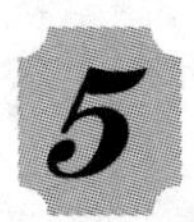

耳穴减肥的常用处方有哪些?

症状1

形体肥胖，沉默不语或易发脾气，口苦嗓子干，头晕头痛，失眠多梦，妇女月经量少或闭经，经前乳房胀痛。胸部两侧痛，脾气急躁，眩晕，肚子胀等。肝郁兼有血虚，常见胸部的两侧痛，头痛眩晕，口干咽干，容易疲劳，饮食减少，月经不调，乳房发胀等。

处方1

（1）主穴：

肝 在耳轮脚消失处的后上方。

肺 在耳甲腔，心穴的上下方和后方，呈马蹄形区域。

内分泌 在外耳道后下方，近屏间切迹处。

口 在紧靠外耳道开口的后壁。

（2）配穴：

交感 在对耳轮下脚和耳轮内侧交界处。

大肠 在耳轮脚上方前1/3处。

神门 在对耳轮上下脚分叉处。

直肠 在耳轮起始端，近屏上切迹处。

(3)操作方法：

◎耳穴严格消毒后，用皮内针埋针，每3天换针1次，每天按压5～8次，每次10～15分钟。

◎也可用王不留行籽按压。

处方2

(1)主穴：

三焦 在耳轮向耳轮脚移行部稍后方凹陷中。

肺 在耳甲腔，心穴的上下方和后方，呈马蹄形区域。

内分泌 在外耳道后下方，近屏间切迹处。

(2)操作方法：

◎严格消毒后，将揿针刺入穴位固定，每次选1个穴位，留针5天。

◎3个穴位轮换，每次选1个穴位，6次为1个疗程。

处方3

(1)主穴：

神门 在对耳轮上下脚分叉处。

胃 在耳轮脚消失处周围。

大肠 在耳轮脚上方前1/3处。

肺 在耳甲腔，心穴的上下方和后方，呈马蹄形区域。

内分泌 在外耳道后下方，近屏间切迹处。

心 在耳甲腔中央。

三焦 在耳轮向耳轮脚移行部稍后方凹陷中。

(2)操作方法：

◎在耳部的神门、胃、大肠、内分泌、肺、心、三焦中选择2～3个针感强的穴位进行治疗，如两耳针感都强则同时取穴，其中神门为必取之穴。

◎ 针具采用图钉形皮内针。耳穴消毒后，将针埋藏后以胶布固定，每周换 1 次，患者在饥饿时或想吃零食时给予刺激，以加强疗效。一般需要连续治疗 10 ～ 20 次。

处方4

(1) 主穴：

神门 在对耳轮上下脚分叉处。

胃 在耳轮脚消失处周围。

大肠 在耳轮脚上方前 1/3 处。

三焦 在耳轮向耳轮脚移行部稍后方凹陷中。

肺 在耳甲腔，心穴的上下方和后方，呈马蹄形区域。

内分泌 在外耳道后下方，近屏间切迹处。

(2) 操作方法：

◎ 选定穴位进行局部常规消毒，以小号止血钳持揿针准确地置入穴位，然后以胶布固定，留针 5 天后取出，再埋 1 个穴位。

◎ 以上穴位每次 1 穴，6 个穴位轮流埋针，6 次为 1 个疗程。

处方5

(1) 主穴：

口 在紧靠外耳道开口的后壁。

零点 在耳轮中央，即耳中穴。

(2) 操作方法：

◎ 耳穴严格消毒后，用皮内针或揿针埋针 1 周。

◎ 埋针期间在进食或饥饿时按压埋针。

症状2

形体肥胖，吃饭多，容易饥饿，口干，怕热多汗，大便干，尿少，小便时觉尿液热，或兼有肚子胀、口苦、口臭、心烦。

处方1

(1) 主穴：

胃 在耳轮脚消失处周围。

大肠 在耳轮脚上方前1/3处。

三焦 在耳轮向耳轮脚移行部稍后方凹陷中。

肺 在耳甲腔，心穴的上下方和后方，呈马蹄形区域。

心 在耳甲腔中央。

(2)操作方法：

- 耳穴严格消毒后，用皮内针埋针1周。
- 埋针期间在每次餐前或饥饿时按压埋针处3分钟。

处方2

(1)主穴：

大肠 在耳轮脚上方前1/3处。

肺 在耳甲腔，心穴的上下方和后方，呈马蹄形区域。

三焦 在耳轮向耳轮脚移行部稍后方凹陷中。

肾 在对耳轮上下脚分叉处直下方的耳甲艇处。

(2)配穴：

肾俞 在腰部，第二腰椎棘突下，旁开1.5寸。

三阴交 在小腿内侧，足内踝尖上3寸，胫骨内侧缘后方。

内分泌 在外耳道后下方，近屏间切迹处。

石门 在腹部，脐中下2寸。

曲泉 屈膝，膝内侧横纹头上方凹陷中。

(3)操作方法：

- 耳穴严格消毒后，耳穴埋藏揿针或王不留行籽，胶布固定，每日自行按压3次，5日更换1次，6次为1个疗程。
- 针体穴隔天1次，留针20分钟。12次为1个疗程。深刺，泻法。
- 自幼肥胖者耳穴加肾，体穴加肾俞、三阴交。
- 产后肥胖者耳穴加内分泌，体穴加石门、曲泉。

处方3

(1)主穴：

口 在紧靠外耳道开口的后壁。

食道 在耳轮脚下方前2/3处。

内分泌 在外耳道后下方，近屏间切迹处。

(2)操作方法：

◎耳穴严格消毒后，用U形针跨刺口、食道两穴，埋针3天更换1次。

◎埋针期间，在进餐或有饥饿感时，按压埋针穴。

◎每次选1～2穴，用75%酒精常规消毒，中等刺激，并用小块胶布固定。

处方4

(1)主穴：

外鼻 在耳屏外侧面的中央。

肺 在耳甲腔，心穴的上下方和后方，呈马蹄形区域。

(2)操作方法：

◎耳穴埋揿针或王不留行籽，胶布固定，每天自行按压3次，5天更换1次，6次为1个疗程。

处方5

(1)主穴：

胃 在耳轮脚消失处周围。

(2)操作方法：

◎耳穴严格消毒后，将带有尖锐顶压端的塑料制耳穴弹力压环固定在耳窝内，尖端对准胃的反射区，留环1～6周。

◎餐前或饥饿时按压胃的反射区10下。

症状3

体态肥胖，面色发白，不想吃饭，气短懒言，容易疲劳，没有力气，头晕爱出汗，大便溏泄，腿部水肿，或兼有心慌、失眠、心气不足之症，或兼有腰酸腿冷等肾阳虚的症状。

处方1

(1)主穴：

脾 在耳轮脚消失处后下方，紧靠对耳轮缘。

神门 在对耳轮上下脚分叉处。

胃 在耳轮脚消失处周围。

肾 在对耳轮上下脚分叉处直下方的耳甲艇处。

（2）操作方法：

◎ 耳穴消毒后，用王不留行籽穴位敷贴，胶布固定。

◎ 每次餐前按压5分钟。

处方2

（1）主穴：

胃 在耳轮脚消失处周围。

肺 在耳甲腔，心穴的上下方和后方，呈马蹄形区域。

饥点 在耳屏前面中点，外鼻穴下方。

安慰点 耳郭上任意一点。

（2）操作方法：

◎ 耳穴严格消毒后，用U形针埋针，每3天更换1次。

◎ 埋针期间遇饥感或进餐前按压埋针穴位。

处方3

（1）主穴：

脾 在耳轮脚消失处后下方，紧靠对耳轮缘。

神门 在对耳轮上下脚分叉处。

肺 在耳甲腔，心穴的上下方和后方，呈马蹄形区域。

交感 在对耳轮下脚与耳轮内侧交界处。

（2）操作方法：

◎ 耳穴消毒后，用王不留行籽穴位按压，胶布固定。

◎ 将上述穴位分成两组，脾、神门为1组，脾为常用穴，神门为配穴；肺、交感为1组，肺为常用穴，交感为配穴，每次1组，交替使用。

◎ 7天更换1次，4次为1个疗程。

◎ 埋王不留行籽期间嘱患者每次餐前按压5分钟，以局部有痛感为佳。

处方4

（1）主穴：

肺　在耳甲腔，心穴的上下方和后方，呈马蹄形区域。

贲门　在耳轮脚下方后1/3处。

（2）操作方法：

- 将耳穴严格消毒后，皮内针留置各穴1周，每周更换1次。
- 肥胖患者咸味觉迟钝，耳针治疗可致味觉变得灵敏，治疗前味觉越迟钝，治疗后体重降低越明显。

处方5

（1）主穴：

心　在耳甲腔中央。

肺　在耳甲腔，心穴的上下方和后方，呈马蹄形区域。

脾　在耳轮脚消失处后下方，紧靠对耳轮缘。

肾　在对耳轮上下脚分叉处直下方的耳甲艇处。

（2）配穴：

肾俞　在腰部，第二腰椎棘突下，旁开1.5寸。

三阴交　在小腿内侧，足内踝尖上3寸，胫骨内侧缘后方。

内分泌　在外耳道后下方，近屏间切迹处。

石门　在腹部，脐中下2寸。

曲泉　屈膝，膝内侧横纹头上方凹陷中。

（3）操作方法：

- 耳穴严格消毒后，埋王不留行籽，胶布固定。
- 每天自行按压3次，5天更换1次，6次为1个疗程。
- 体针隔天1次，每次留针20分钟，12次为1个疗程，深刺，补法。
- 耳穴埋针与体针同时进行。
- 自幼肥胖者，耳穴加肾，体穴加肾俞、三阴交。
- 产后肥胖者，耳穴加内分泌，体穴加石门、曲泉。

症状4

体态肥胖，面色发黄，容易疲劳，没有力气，四肢发沉，肚子不舒服，不想吃饭，腿部水肿，大便溏泄，女子白带清稀等。

处方1

（1）主穴：

内分泌 在外耳道后下方，近屏间切迹处。

神门 在对耳轮上下脚分叉处。

大肠 在耳轮脚上方前1/3处。

（2）配穴：

口 在紧靠外耳道开口的后壁。

胃 在耳轮脚消失处周围。

肺 在耳甲腔，心穴的上下方和后方，呈马蹄形区域。

贲门 在耳轮脚下方后1/3处。

（3）操作方法：

◎耳穴严格消毒后，埋王不留行籽，胶布固定，贴紧后加压力，患者感到酸、麻、胀、痛或发热。

◎每次只贴单侧，两耳交替使用。

◎每次主穴必贴。配穴取1～2穴，每周1次，10次为1个疗程。

◎肥胖患者多有内分泌紊乱，耳穴敷贴可以使内分泌紊乱得到纠正，使原来缓慢的新陈代谢加快，恢复至正常，从而起到减肥效果。

◎上述方法还有调整胃肠系统的机能的作用，神门可抑制胃肠蠕动，大肠、肺、贲门有通肠排便的作用，这样既限制了饮食的摄入，又促进了代谢物的排泄，减少了一部分营养物质的再吸收，从而起到减肥的作用。

处方2

（1）主穴：

内分泌 在外耳道口后下方，近屏间切迹处。

丘脑 在脑点下方。

卵巢 在对耳屏内侧前下方。

脑点 在对耳屏内侧面中点。

饥点 在耳屏前面中点，外鼻穴下方。

渴点 在耳屏前面，饥点直上一点。

神门 在对耳轮上下脚分叉处。

脾 在耳轮脚消失处后下方，紧靠对耳轮缘。

胃 在耳轮脚消失处周围。

（2）操作方法：

- 耳穴消毒后，每天选 4～6 穴，各压半粒绿豆，胶布固定。
- 每周 1 次，5 次为 1 个疗程，休息 5 天。

处方3

（1）主穴：

胃 在耳轮脚消失处周围。

肺 在耳甲腔，心穴的上下方和后方，呈马蹄形区域。

耳中 在耳轮脚中央。

饥点 在耳屏前面中点，外鼻穴下方。

神门 在对耳轮上下脚分叉处。

三焦 在耳轮向耳轮脚移行部稍后方凹陷中。

食道 在耳轮脚下方前 2/3 处。

脾 在耳轮脚消失处后下方，紧靠对耳轮缘。

（2）操作方法：

- 每天选 5 穴严格消毒后，先用耳穴探测仪在穴位区域寻找敏感点，再贴王不留行籽，使有胀痛感。
- 每天（餐前或饥饿时）自压埋王不留行籽处 5 次以上，每次每穴需用力按压 30 秒以上，以有酸、麻、胀、灼热感及痛为宜。
- 双耳交替应用，5 天 1 次，3 次为 1 个疗程。

处方4

（1）主穴：

口 在紧靠外耳道开口的后壁。

胃 在耳轮脚消失处周围。

食道 在耳轮脚下方前 2/3 处。

贲门 在耳轮脚下方后 1/3 处。

饥点 在耳屏前面中点，外鼻穴下方。

(2) 操作方法：

- 耳穴严格消毒后，每次选 2 ～ 3 个穴位，埋入皮内针。
- 1 周后另换穴位，进食或饥饿时按压埋针处。

处方5

(1) 主穴：

肺 在耳甲腔，心穴的上下方和后方，呈马蹄形区域。

脾 在耳轮脚消失处后下方，紧靠对耳轮缘。

胃 在耳轮脚消失处周围。

内分泌 在外耳道后下方，近屏间切迹处。

神门 在对耳轮上下脚分叉处。

(2) 操作方法：

- 将耳穴严格消毒后，用揿针埋针，每次选取 1 ～ 2 穴，4 天更换 1 次，7 次为 1 个疗程。
- 经 3 次埋针体重未明显下降者（下降 2 千克以上），可在上述穴位中另选其他穴位。
- 见效者不必更换穴位，埋针最长不超过 1 周。

症状5

心慌气短，胸部憋闷，容易疲劳，没有力气，睡眠不好，易忘事。

处方1

(1) 主穴：

心 在耳甲腔中央。

肺 在耳甲腔，心穴的上下方和后方，呈马蹄形区域。

脾 在耳轮脚消失处后下方，紧靠对耳轮缘。

神门 在对耳轮上下脚分叉处。

内分泌 在外耳道后下方，近屏间切迹处。

肾 在对耳轮上下脚分叉处直下方的耳甲艇处。

（2）配穴：

地机 阴陵泉下3寸。

血海 屈膝，在大腿内侧，髌底内侧端上2寸，股四头肌内侧头的隆起处。

肾俞 在腰部，第二腰椎棘突下，旁开1.5寸。

三阴交 在小腿内侧，足内踝尖上3寸，胫骨内侧缘后方。

石门 在腹部，脐中下2寸。

曲泉 屈膝，膝内侧横纹头上方凹陷中。

（3）操作方法：

◎耳穴消毒后，埋王不留行籽，胶布固定，每天自行按压3次，5天更换1次，6次为1个疗程。

◎针体穴隔天1次，每次留针20分钟，12次为1个疗程，针刺补法。

◎耳穴埋针与体针同时进行。

◎月经不调，耳穴加内分泌、肾，体穴加地机、血海。

◎自幼肥胖者，耳穴加肾，体穴加肾俞、三阴交。

◎产后肥胖者，耳穴加内分泌，体穴加石门、曲泉。

处方2

（1）主穴：

口 在紧靠外耳道开口的后壁。

胃 在耳轮脚消失处周围。

脾 在耳轮脚消失处的后下方，紧靠对耳轮缘。

神门 在对耳轮上下脚分叉处。

饥点 在耳屏前面中点，外鼻穴下方。

（2）操作方法：

◎耳穴严格消毒后，在上述穴位中每次选2～3穴。

◎皮内针埋针1周，再换穴位换针。

◎进食前30分钟或有饥饿感即按压埋针。

处方3

(1) 主穴:

口 在紧靠外耳道开口的后壁。

胃 在耳轮脚消失处周围。

脾 在耳轮脚消失处后下方，紧靠对耳轮缘。

肺 在耳甲腔，心穴的上下方和后方，呈马蹄形区域。

神门 在对耳轮上下脚分叉处。

内分泌 在外耳道后下方，近屏间切迹处。

(2) 操作方法:

每天取 2 ～ 3 穴严格消毒后，埋入揿针或王不留行籽，胶布固定。

每餐前或胃中饥饿时按压耳针或耳穴，有热、胀感，4 ～ 6 天更换 1 次。

处方4

(1) 主穴:

大肠 在耳轮脚上方前 1/3 处。

小肠 在耳轮脚上方中 1/3 处。

内分泌 在外耳道后下方，近屏间切迹处。

(2) 操作方法:

将耳穴严格消毒后，以揿针做中等强度刺激后以胶布固定，留针 3 天，两耳交替留针。

留针期间，嘱患者每日饭前轻轻按摩，以有胀感而不痛为度。

患者均在每日上午 8 ～ 11 时治疗，治疗前禁食禁水，其他时间对饮食、生活习惯没有限制。

处方5

(1) 主穴:

口 在紧靠外耳道开口的后壁。

零点 在耳轮中央，即耳中穴。

(2) 操作方法:

耳穴严格消毒后，用皮内针或揿针埋针 1 周。

🌸 埋针期间在进食或饥饿时按压埋针。

症状6

不想吃饭，容易疲劳，身体发冷，气短，腰酸腿软，头昏耳鸣，大便稀，小便多色白，或兼肢体发凉。

处方1

（1）主穴：

肾 在对耳轮上下脚分叉处直下方的耳甲艇处。

脾 在耳轮脚消失处后下方，紧靠对耳轮缘。

大肠 在耳轮脚上方前1/3处。

小肠 在耳轮脚上方中1/3处。

肾上腺 在耳屏下部外侧缘。

内分泌 在外耳道后下方，近屏间切迹处。

（2）配穴：

地机 阴陵泉下3寸。

血海 屈膝，在大腿内侧，髌底内侧端上2寸，股四头肌内侧头的隆起处。

尿道 与对耳轮下角下缘相对的耳轮处。

水分 在上腹部，前正中线上，脐中上1寸。

阴陵泉 在小腿内侧，胫骨内侧后下方凹陷中。

肾俞 在腰部，第二腰椎棘突下，旁开1.5寸。

三阴交 在小腿内侧，足内踝尖上3寸，胫骨内侧缘后方。

石门 在腹部，脐中下2寸。

曲泉 屈膝，膝内侧横纹头上方凹陷中。

（3）操作方法：

🌸 耳穴严格消毒后，埋藏揿针或王不留行籽，胶布固定，每天自行按压3次，5天更换1次，6次为1个疗程。

🌸 体穴隔天针1次，每次留针20分钟，12次为1个疗程。

🌸 耳穴埋针与体针同时进行。

◎ 月经不调，耳穴加内分泌，体穴加地机、血海。

◎ 尿少，耳穴加尿道，体穴加水分、阴陵泉。

◎ 自幼肥胖者，体穴加肾俞、三阴交。

◎ 产后肥胖者，耳穴加内分泌，体穴加石门、曲泉。

处方2

（1）主穴：

内分泌 在外耳道后下方，近屏间切迹处。

肾上腺 在耳屏下部外侧缘。

脑 在对耳屏的内侧面。

皮质下 在对耳屏内侧面的下 1/2 处。

肾 在对耳轮上下脚分叉处直下方的耳甲艇处。

（2）操作方法：

◎ 在上述穴位中寻找敏感点，在敏感点上消毒后，按压王不留行籽。

◎ 两耳交替使用，隔日更换，每天按压 3 次。10 次为 1 个疗程。

处方3

（1）主穴：

口 在紧靠外耳道开口的后壁。

食道 在耳轮脚下方前 2/3 处。

胃 在耳轮脚消失处周围。

脾 在耳轮脚消失处后下方，紧靠对耳轮缘。

（2）配穴：

神门 在腕部，腕掌横纹尺侧端，尺侧腕屈肌腱的外侧凹陷中。

外关 在前臂背侧，阳池与肘尖的连线上，腕背横纹上 2 寸，尺骨与桡骨之间。

少海 屈肘，在肘横纹内侧端与肱骨内上髁连线的中点。

足三里 在小腿前外侧，犊鼻穴下 3 寸，距胫骨前缘一横指。

（3）操作方法：

- 严格消毒穴位后，用U形针先刺口、食道、脾、胃穴。
- 再用弱磁珠贴压，辅加振荡器以使磁珠吸附在穴位上。
- 对神经质肥胖者，加体穴神门、外关、少海、足三里。
- 磁珠贴压疗法，按压足三里磁珠，可明显降低食欲，控制进食量。

症状7

体态肥胖，吃饭多，容易饥饿，口干汗出，容易疲劳，没有力气，心慌气短，头晕耳鸣，手足心发热。

处方1

（1）主穴：

肾　在对耳轮上下脚分叉处直下方的耳甲艇处。

内分泌　在外耳道后下方，近屏间切迹处。

神门　在对耳轮上下脚分叉处。

三焦　在耳轮向耳轮脚移行部稍后方凹陷中。

（2）配穴：

外鼻　在耳屏外侧面的中央。

内庭　在足背，第二、第三趾间，趾蹼缘后方赤白肉际处。

心　在耳甲腔中央。

肺　在耳甲腔，心穴的上下方和后方，呈马蹄形区域。

神门　在腕部，腕掌横纹尺侧端，尺侧腕屈肌腱的外侧凹陷中。

内关　在前臂掌侧，曲泽与大陵的连线上，腕横纹上2寸，掌长肌腱与桡侧腕屈肌腱之间。

大肠　在耳轮脚上方前1/3处。

天枢　在腹中部，脐中旁开2寸。

支沟　在前臂背侧，阳池与肘尖的连线上，腕背横纹上3寸，尺骨与桡骨之间。

尿道　与对耳轮下角下缘相对的耳轮处。

水分　在上腹部，前正中线上，脐中上1寸。

阴陵泉 在小腿内侧，胫骨内侧后下方凹陷中。

地机 阴陵泉下3寸。

血海 屈膝，在大腿内侧，髌底内侧端上2寸，股四头肌内侧头的隆起处。

肾俞 在腰部，第二腰椎棘突下，旁开1.5寸。

三阴交 在小腿内侧，足内踝尖上3寸，胫骨内侧缘后方。

石门 在腹部，脐中下2寸。

曲泉 屈膝，膝内侧横纹头上方凹陷中。

(3)操作方法：

- 耳穴严格消毒后，埋藏揿针或王不留行籽，胶布固定，每天自行按压3次，5天更换1次，6次为1个疗程。
- 体穴隔天针1次，每次留针20分钟，12次为1个疗程。
- 针用补法，耳穴埋针与体针同时进行。
- 饭量大者，耳穴加外鼻，体穴加内庭。
- 气短者，耳穴加心、肺。体穴加神门、内关。
- 大便干者耳穴加大肠，体穴加天枢、支沟。
- 尿少者，耳穴加尿道，体穴加水分、阴陵泉。
- 月经不调者，体穴加地机、血海。
- 自幼肥胖者，体穴加肾俞、三阴交。
- 产后肥胖者，体穴加石门、曲泉。

处方2

(1)主穴：

肺 在耳甲腔，心穴的上下方和后方，呈马蹄形区域。

脾 在耳轮脚消失处后下方，紧靠对耳轮缘。

肾 在对耳轮上下脚分叉处直下方的耳甲艇处。

三焦 在耳轮向耳轮脚移行部稍后方凹陷中。

内分泌 在外耳道后下方，近屏间切迹处。

(2)配穴：

肝 在耳轮脚消失处的后上方。

胃 在耳轮脚消失处周围。

神门 在对耳轮上下脚分叉处。

皮质下 在对耳屏内侧面的下 1/2 处。

饥点 在耳屏前面中点，外鼻穴下方。

（3）操作方法：

◎耳穴消毒后，用王不留行籽埋压，胶布固定，每次常用穴均取，配穴酌选 2 ～ 3 个。

◎每天每穴按压 4 ～ 8 次，每次每穴 5 分钟，以微有痛感为度。

◎贴压 6 天后，揭掉胶布及王不留行籽，休息 1 天，翌日开始贴第二次。4 次为 1 个疗程。

处方3

（1）主穴：

肺 在耳甲腔内，心穴的上下方和后方，呈马蹄形区域。

（2）操作方法：

◎耳穴消毒后，埋入揿针，胶布固定，埋针 2 周。

◎每次餐前或饥饿时，在埋针上加压，以加强针感。

处方4

（1）主穴：

渴点 在耳屏前面，饥点直上一点。

神门 在对耳轮上下脚分叉处。

三焦 在耳轮向耳轮脚移行部稍后方凹陷中。

（2）操作方法：

◎耳穴消毒后，埋入揿针，胶布固定，埋针 3 天。

◎每次餐前或饥饿时，在埋针上加压，以加强针感。

◎嘱患者每天 2 ～ 3 次按压埋针穴，每次 1 ～ 2 分钟。

◎3 天换针 1 次，10 次为 1 个疗程，间歇 1 周后，再做第二个疗程。

附 1　常见减肥中药

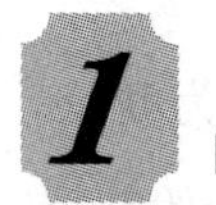

白术

现代医学证明，白术中含挥发油，主要成分为苍术醇和白术酮，并含有维生素 A 类物质。白术有持久的利尿作用，并且能促进电解质特别是钠的排出。有轻度降低血糖的作用，能促进新陈代谢以助减肥。

中医认为，白术可健脾，利水利湿，是减肥佳品，尤其对继发性肥胖有良效。

(1) 白术轻身茶：

原料　白术 20 克，黄芪、何首乌、生山楂各 10 克。

制法　将以上各味共研细末，分为 5 份，以开水泡茶，茶淡为度。

(2) 白术粥：

原料　白术、干荷叶、粳米各 50 克。

制法　将白术、干荷叶放入锅中，加水适量用大火煮沸，小火煮 20 分钟后滤汁弃渣与粳米如常法煮粥，作早餐食用。

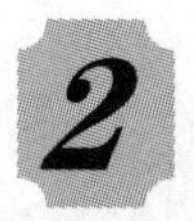

丹参

现代研究证明，丹参中含脂溶性成分丹参酮Ⅰ、丹参酮Ⅱ、羟基丹参酮、丹参酸甲脂、丹参新酮、丹参醇、丹参酚等，水溶性成分主要含有丹参素、丹参酸甲、原儿茶醛等。

丹参能扩张冠状动脉，增加血流量，并有降压和降血糖的作用。对继发性肥胖有较好的作用。

(1) 丹参粥：

原料 丹参20克，粳米50克。

制法 将丹参放入锅中，加水适量用大火煮沸，小火熬煮20分钟后备用；粳米淘洗干净备用。丹参水滤汁弃渣与粳米同煮如常法做粥，作早餐食用。

(2) 丹参茶：

原料 丹参20克。

制法 将丹参研为碎末代茶冲饮，为1日量。

茯苓

现代医学证明，茯苓含茯苓聚糖、茯苓酸蛋白质、脂肪、卵磷脂、组胺酸、胆碱麦角甾醇及钾盐。动物实验证明，有利尿作用，能促进钠、氯、钾等电解质的排出，有降血糖的作用，能促进新陈代谢达到减肥的目的。

中医学认为，茯苓健脾，利水，可辅助治疗肥胖症。

(1) 茯苓茶：

原料 茯苓10克，甘草3克，白术6克。

制法 将以上三味共研为细末，以水冲泡，冲淡为度，代茶饮。

(2) 茯苓粥：

原料 茯苓50克，鲜荷叶半张，粳米50克。

制法 将茯苓、荷叶洗净放入锅中，加水适量用大火煮沸，小火煮20分钟后，滤汁弃渣与粳米按常法煮粥，可作早餐食用。

(3) 茯苓泽草减肥茶：

原料 茯苓2克，泽泻2克，车前草2克，山楂2克，大腹皮1克，绿茶5克。

制法 将茯苓、泽泻、车前草、山楂、大腹皮、绿茶用350毫升开水冲泡后饮用。或用前5味药的煎煮液泡茶饮用。冲饮至味淡。

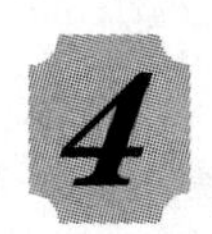

薏苡仁

薏苡仁俗称薏米，是一种健康食品。由于比大米热量小，具有利尿等多种功能，所以成为减肥药的主要成分。

（1）薏苡仁茶：

原料　薏苡仁 1.5 千克。

制法　将薏苡仁即薏米 1.5 千克（10 日份）洗干净并晒干，略略炒过，捣成粉末，每次取适量泡在热水中，像茶一样饮用。坚持在用餐前饮用，可降低食欲，滤清血液，每月体重可减轻 1 千克左右。

（2）减肥茶：

原料　薏苡仁 30 克，木通、黄芪、甘草各 15 克。

制法　将上物洗净放入锅中，加水 800 毫升用大火煮沸，小火煮 40 分钟左右，分 3 次饮用。用后能降低食欲，每月体重可减 2 千克左右。

（3）什锦乌龙粥：

原料　生薏苡仁 30 克，冬瓜仁 100 克，赤小豆 20 克，干荷叶、乌龙茶各适量。

制法　干荷叶、乌龙茶用粗纱布包好备用。将生薏苡仁、冬瓜仁、赤小豆洗净一起放锅内加水煮至熟，再放入用粗纱布包好的干荷叶及乌龙茶煎 7 ～ 8 分钟，取出纱布包即可食用。每日早晚食用，能健脾利湿，减轻体重。

（4）薏仁减肥茶：

原料　薏苡仁 10 克，山楂 5 克，鲜荷叶 5 克。

制法　先用清水把材料洗干净，然后一起用热水煮开就可以饮用了。如果想味道好的话，可以稍加糖进行调味，让其更加好入口。

（5）昆藻薏仁减肥茶：

原料　薏苡仁 8 克，海藻 6 克，昆布 6 克，茯苓 3 克，乌龙茶 2 克。

制法　将薏苡仁加水 500 毫升煎煮 15 分钟，然后放入海藻、昆布、茯苓、乌龙茶，继续煮 15 分钟后去渣，当茶饮用。

（6）山楂首乌薏仁减肥茶：

原料　山楂 15 克，何首乌 15 克，薏苡仁 15 克。

制法　将山楂、何首乌分别洗净、切碎，同薏苡仁一起入锅，加水适量，浸渍 2 小时，再煎煮 1 小时，然后去渣取汤，当茶饮用。

（7）减肥薏米粥：

原料　薏苡仁 30 克，白糖适量。

制法　将薏苡仁洗净，置于砂锅内，加水适量，再将砂锅放大火上烧沸，后用小火熬煮。待薏苡仁熟烂后加入白糖即成，随意饮食。

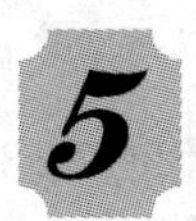

决明子

决明子是豆科植物决明或小决明的种子，为常用中药。味甘、苦，性微寒，归肝、大肠经。具有清热明目，润肠通便的功能。决明子有一定的减肥功效，主要利用的还是它具有通便的作用，对于身体比较肥胖同时伴有大便秘结的患者服用后效果会更好。

（1）荷叶决明子减肥茶：

原料　荷叶 3 克，决明子 6 克。

制法　开水冲泡代茶。

（2）决明减肥绿茶：

原料　决明子 5 克，绿茶 5 克。

制法　将决明子用小火炒至香气逸出时取出，凉了之后，将炒好的决明子、绿茶同时放入杯中，加入沸水，浸泡 3 ～ 5 分钟即可饮用。可一边饮用一边加水，直到味淡为止。

（3）杞菊决明减肥茶：

原料　枸杞子 10 克，菊花 3 克，决明子 20 克。

制法　将枸杞子、菊花、决明子同时放入杯中，用沸水冲泡，加盖，15 分钟后便可饮用。当茶，频频饮用，一般可冲泡 3 ～ 5 次。

（4）陈皮决明消脂茶：

原料　陈皮 10 克，决明子 20 克。

制法　将陈皮洗净，晾干或烘干，切碎，备用；再将决明子洗净，敲碎，与切碎的陈皮同放入砂锅。加水浓煎 2 次，每次 20 分钟，过滤。合并 2 次滤汁，用小火煨煮至 300 毫升即成。分早晚 2 次服用。

（5）黑枣决明减肥茶：

原料　黑枣 5 枚，玫瑰花 5 枚，山楂 5 克，荷叶粉 6 克，决明子 10 克，柠檬片 2 片。

制法　将黑枣、玫瑰花、山楂、荷叶粉、决明子一同放进冷水中，放在炉火上煮 15 分钟左右。然后把切片后的柠檬放进去，1 分钟熄火即可饮用。

（6）麦芽山楂决明塑身茶：

原料　山楂 15 克，决明子 30 克，麦芽 15 克，陈皮 3 克，何首乌 3 克，莱菔子 3 克。

制法　将山楂、决明子、麦芽、陈皮、何首乌、莱菔子加 4 碗水小火煮 30 分钟。

附 2　常见减肥食物

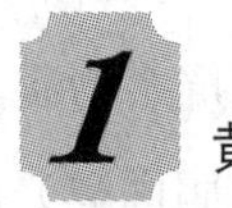
黄瓜

黄瓜味甘性凉，具有清热解渴、通利水道的功能。鲜黄瓜中含丙醇二酸，可抑制碳水化合物在体内转化为脂肪，但不妨碍糖代谢提供热能。鲜黄瓜中的纤维素和果胶，能增加粪便体积，使肠内腐败变质的物质加速排出，又能降低血中胆固醇。故患肥胖症、高胆固醇血症和动脉粥样硬化者，常吃鲜黄瓜很有益处。

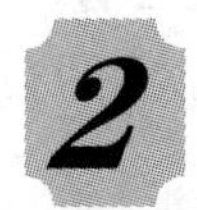
冬瓜

冬瓜味甘淡、性微寒。果肉、瓤、皮、籽及藤、叶均可供药用；日常食用果肉。可煎汤作饮料，或油煎、盐腌、加糖制成蜜饯作为零食。冬瓜有清热解毒、涤秽除烦、祛湿利尿等作用。适用于热毒痈肿、心胸烦热、小便不利、水肿胀满、夏秋暑湿泄泻等。老年肥胖者，欲体瘦轻健，可经常食用。

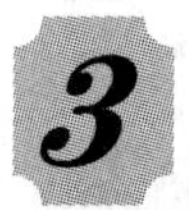
鹌鹑

鹌鹑肉味甘、性平，入脾、肺二经，有补益五脏、清热利湿、利水消肿之效；适用于老年体弱、营养不良、咳嗽、哮喘、消化不良、腰酸疼痛者。其肉味美嫩鲜，是野禽中的上品。味美似鸡，营养价值、治疗作用均远胜过鸡。肉中蛋白质含量高，胆固醇含量低，脂肪含量低且含多种维生素，为肥胖者理想的肉食。因鹌鹑肉比鸡肉易于消化吸收，颇宜于老人、产妇和体弱者食用，故有“动物人参”之美称。鹌鹑蛋既含有丰富的蛋白质、卵磷脂、激素，还含有多种维生素、无机盐和微量元素；特别是其中的芦丁，是高血压、贫血及结核病等患者的食疗佳品。

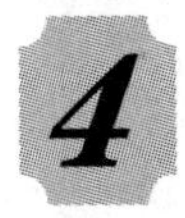

黄豆

黄豆在豆类中营养价值最高，是豆中之王。蛋白质含量极为丰富，有“植物肉”的美誉，是我国数千年来的传统食品。佛门弟子不吃荤腥而长寿，与豆类蛋白之神功是分不开的。黄豆及其制品能增加血管弹性，预防血栓形成，降低血清胆固醇浓度，增强记忆力，延缓脑细胞衰老，并含有抗癌物质。用黄豆代替动物蛋白可以减少低密度脂蛋白（LDL，也称为“坏”胆固醇）及甘油三酯，而升高高密度脂蛋白（HDL，也称为“好”胆固醇，可把脂肪移出血流）。

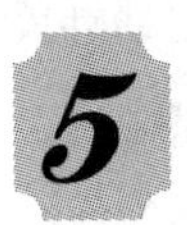

山楂

山楂含有山楂酸、维生素C及黄酮等成分。有健胃消食、活血化瘀的功效。现代医学研究发现其有降血压、降血脂、强心的作用。常吃对冠心病、高脂血症等疾病均有良好的辅助治疗功效。

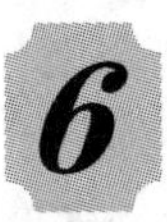

山药

山药有健脾补肾、固精益肾的功效，糖尿病患者可长期食用山药。对身体虚弱、精神倦怠、食欲不振、遗精盗汗等患者均有益处。

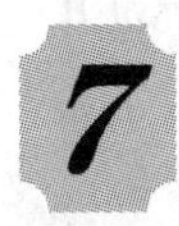

洋葱

洋葱有明显的降血脂和增强纤维蛋白溶解酶活性的作用，使血栓形成减少，动脉粥样硬化斑消失。此外还有前列腺素A1，有降血压的功能，可增强体力，帮助分解体内毒素，促进血液循环等。

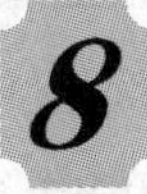

萝卜

俗话说“冬吃萝卜夏吃姜，不劳医生开药方”。萝卜中含有大量的维生素、精氨酸、胆碱及酶类，对健康非常有益。可用于食积胀满、咳嗽失音、吐血衄血、醒脑提神、利尿止渴以及头痛等。

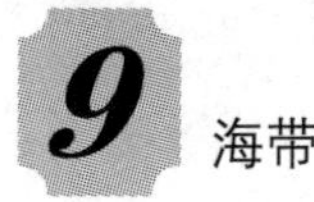

海带

海带中含有丰富的碘，以及其他微量元素和无机盐，具有抗癌的作用，还可以促进新陈代谢。海带可降脂减肥，为美容食品之一，可使皮肤滑爽，头发乌黑油亮。

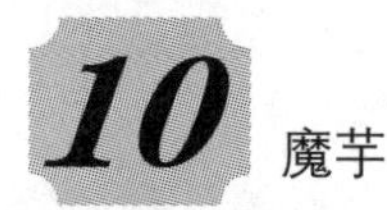

魔芋

魔芋最早产于我国，后传入日本成为日本人的家常便饭，到现在其制品也是大量远销东南亚和欧美市场。魔芋所含的成分以葡萄甘露聚糖为主，含有大量的食物纤维，呈碱性，吸水后体积可膨胀 100 倍，黏度大。魔芋可促进肠内酶类分泌，加强酶的活性，消除肠壁上的分泌物，为时下流行的减肥美容食物之一。

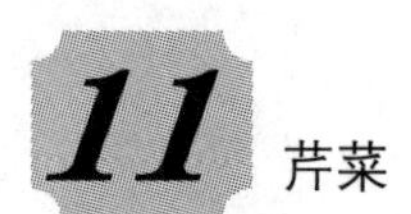

芹菜

芹菜又名旱芹，含有丰富的无机盐和微量元素，大量的粗纤维及维生素等。有平肝清热、祛风利湿的功效。对高血压、血管硬化等疾病有疗效。

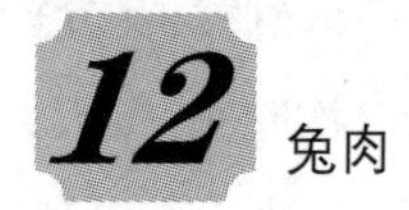

兔肉

兔肉有补中益气、凉血解毒的功效。可治疗糖尿病消瘦、胃热呕吐、便血等。常吃兔肉能预防高血压、冠心病等疾病，还可以减肥，故有“健美肉食”之称。

附 3　常见减肥药膳

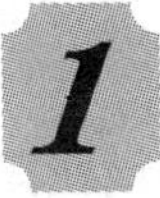

降脂饮

配方　乌龙茶 3 克，槐角 18 克，何首乌 30 克，冬瓜皮 18 克，生山楂 15 克。

功用　消脂减肥。

制法　先将槐角、何首乌、冬瓜皮、生山楂放入锅中，加水适量用大火煮沸，然后改小火煎煮约 30 分钟，取其汁趁热沏乌龙茶，每天 1 剂。

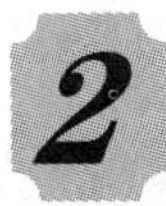

绿豆海带粥

配方　绿豆 100 克，海带 100 克，粳米 100 克。

功用　祛脂减肥。

制法　将绿豆洗净放入锅中，加水适量用大火煮沸，小火煮约 15 分钟后，放入粳米煮至熟稠，再加入切好的海带丝煮熟即可。可分 2 次吃完，每天 1 剂。

海带草决明汤

配方　海带 50 克，草决明 15 克。

功用　减肥降压。

制法　将上物洗净放入锅中，加水适量用大火煮沸，小火煎煮约 30 分钟即可，喝汤吃海带。每天 1 剂，可以常吃。

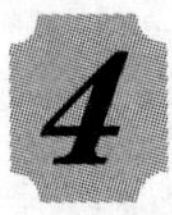

青茶饮

配方　青茶适量。

功用　消脂去腻，减肥提神。

制法　将青茶适量放入杯中，加入沸水冲沏，每天清晨时即饮数杯。白天也可常饮之。

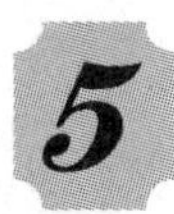

山楂粥

配方　生山楂 30 克，粳米 60 克，白糖 10 克。

功用　健脾胃，消食积，散瘀血，消脂减肥。

制法　将生山楂洗净放入锅中，加水适量用大火煮沸，小火煮约 20 分钟后，取汁与粳米、白糖按常法煮粥。7 剂为 1 个疗程，亦可常服食。

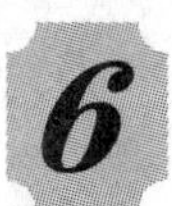

冬瓜粥

配方　鲜冬瓜（带皮）100 克，粳米 60 克。

功用　利尿，消水肿，清热毒，止烦渴，减肥。

制法　先将鲜冬瓜切成小块放入锅中，加水适量同粳米一并按常法煮粥服食。可以常食。

赤小豆粥

配方　赤小豆 50 克，粳米 60 克，盐、味精各适量。

功用　健脾利水，消脂减肥。

制法　将赤小豆、粳米洗净放入锅内，加水适量用大火烧开，小火慢熬，将成粥时加入盐和味精，稍煮即可，常食有益。

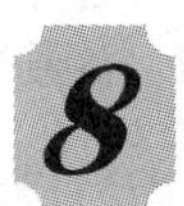

怪味海带

配方　海带、赤小豆、萝卜、山楂、甜叶菊苷粉各适量。

功用　减肥，利水，消肿。

制法　将海带放水中泡 24 小时，中间换两次水，然后洗净切丝晾干。将赤小豆、萝卜、生山楂加水及甜叶菊苷粉烧开煮 30 分钟；捞出赤小豆、萝卜、生山楂弃之，放入海带，焖至汁尽，海带酥烂，起锅晾干食用。

9 决明降压粥

配方　炒决明子 15 克，白菊花 10 克，粳米 100 克，白糖适量。

功用　清肝明目，通便减肥。

制法　决明子与白菊花一起放入锅中，用大火煮沸，小火煮约 30 分钟后取汁备用；再加适量水按上法煎煮取汁。将两次汁放一起与粳米同入锅中，再加适量清水，一起按常法煮粥后加白糖食用。早晚各服食 1 次。

10 荷叶粥

配方　重约 200 克的鲜荷叶 1 张，粳米 100 克，白糖适量。

功用　降脂减肥，消暑，生津止渴。

制法　粳米淘洗净放入锅中，加水适量按常法煮粥；临熟时将鲜荷叶覆盖粥上，焖约 15 分钟，揭去荷叶，粥呈淡绿色，再煮沸片刻即可。服食时酌加白糖，随时可食。

11 芹菜炒香菇

配方　芹菜 400 克，水发香菇 50 克，盐 6 克，味精、醋、淀粉各适量，植物油 50 克。

功用　平肝清热，对于肝阳上亢的高血压、动脉粥样硬化、高脂血症患者，此膳为良好的保健菜肴。

制法　芹菜去叶、根，洗净剖开切成约 2 厘米的长节，用盐拌匀约 10 分钟后，再用清水漂洗后沥干待用。水发香菇切片。将醋、味精、淀粉混合后装在碗内，加水约 50 毫升，对成芡汁待用。锅放大火上烧热后，倒入植物油 50 克，待油冒青烟时，即可下入芹菜，煸炒 2 ～ 3 分钟后，投入水发香菇迅速炒匀，淋入芡汁速炒，起锅即可食用。此菜肴脆嫩适口。

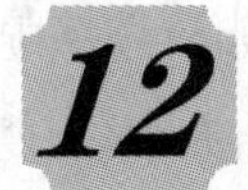

三色糯米饭

配方　赤小豆、薏苡仁、糯米、冬瓜籽、黄瓜各适量。

功用　减肥，健脾，利水。

制法　将赤小豆及薏苡仁洗净后，放入锅内加水适量，按常法先蒸20分钟，然后放入洗净的糯米及冬瓜籽，加水蒸熟，起锅后撒上切好的黄瓜丁即可食用。

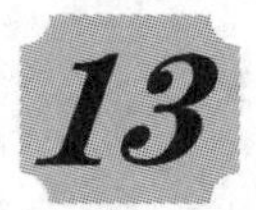

红焖萝卜海带

配方　海带、萝卜、丁香、大茴香、桂皮、花椒、核桃仁、素油、酱油各适量。

功用　减肥，利水，消气。

制法　海带用水泡24小时，中间换水两次，然后洗净切成丝；萝卜切成粗丝。将锅置大火上，加素油烧热，加海带丝炒几下，放入丁香、大茴香、桂皮、花椒、核桃仁、酱油及清水烧开，改中火烧至海带将烂，再放入萝卜丝焖熟即可食用。

豆浆粥

配方　黄豆、大米适量。

功用　降胆固醇，抗癌。

制法　黄豆去皮，湿磨榨浆备用；大米洗净放入锅中，加水适量按常法煮粥，粥熟后加豆浆调匀后再煮片刻即可食用。

附 4 穴位图

手太阴肺经图

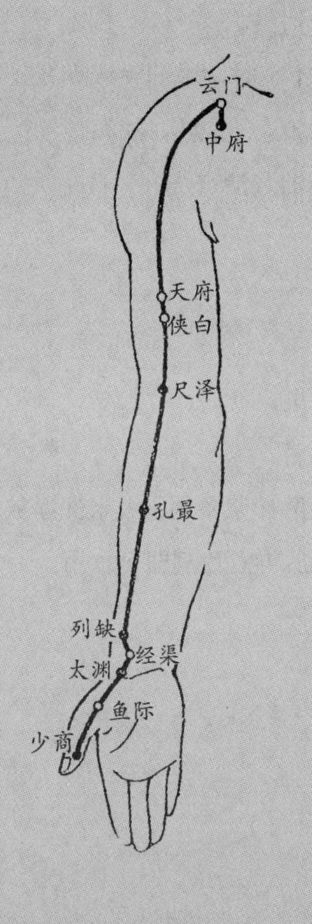

手阳明大肠经图

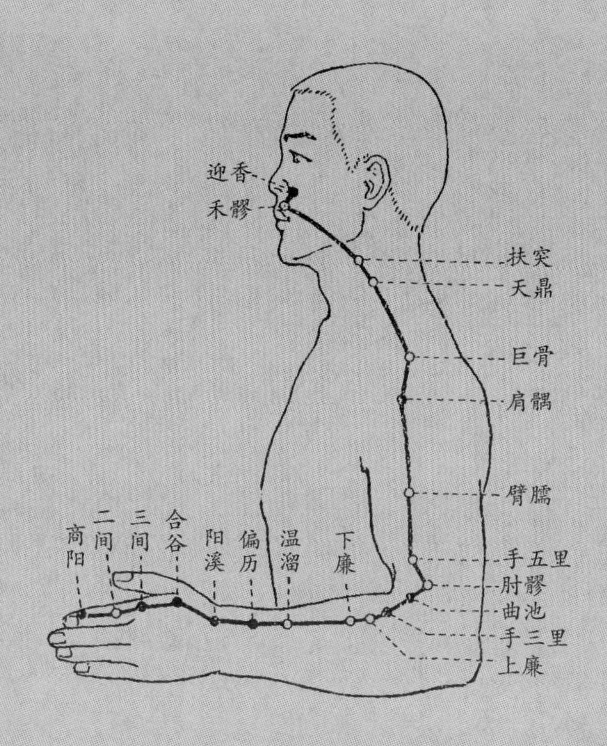

足阳明胃经图

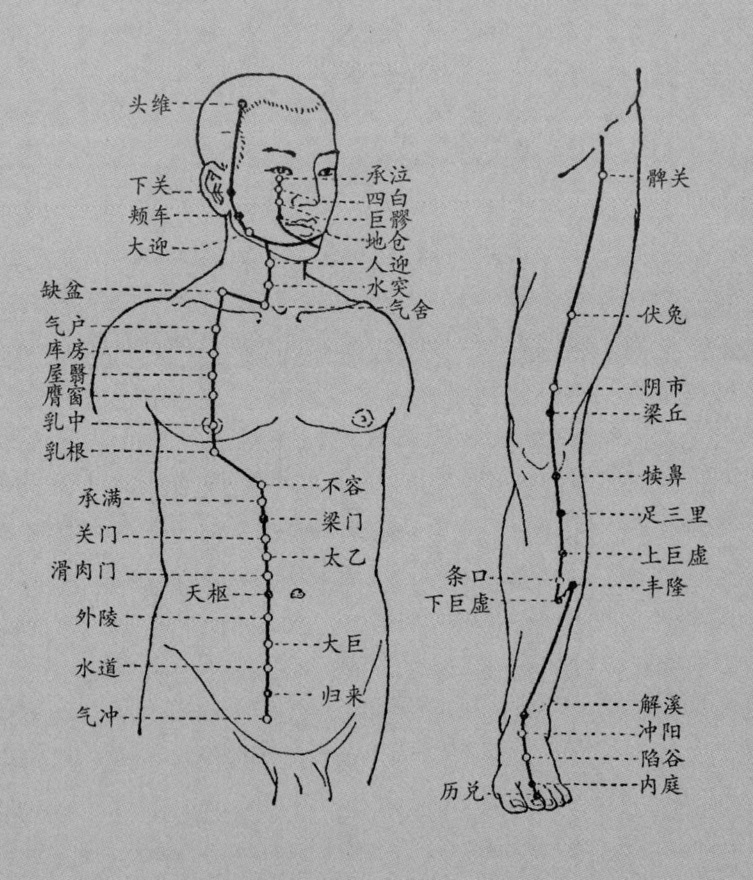
头维
下关
颊车
大迎
缺盆
气户
库房
屋翳
膺窗
乳中
乳根
承满
关门
滑肉门
天枢
外陵
水道
气冲
承泣
四白
巨髎
地仓
人迎
水突
气舍
不容
梁门
太乙
大巨
归来
髀关
伏兔
阴市
梁丘
犊鼻
足三里
上巨虚
条口
丰隆
下巨虚
解溪
冲阳
陷谷
内庭
历兑

足太阴脾经图

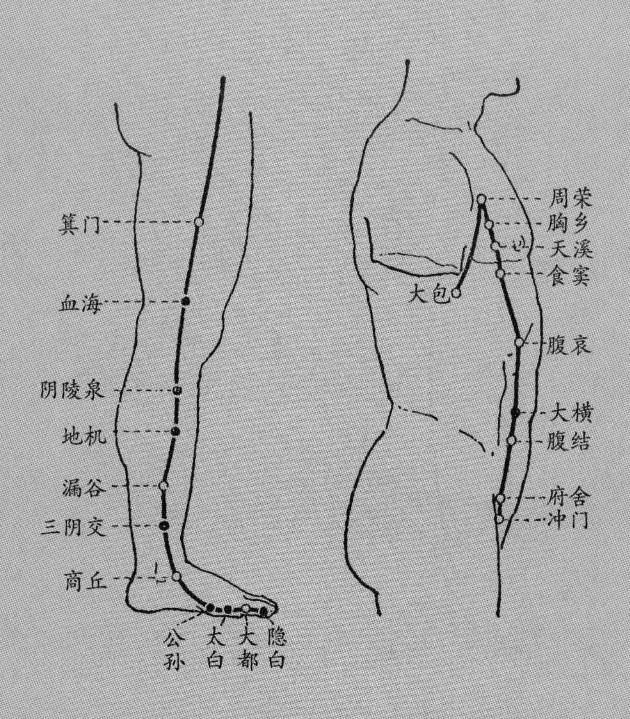

手少阴心经图

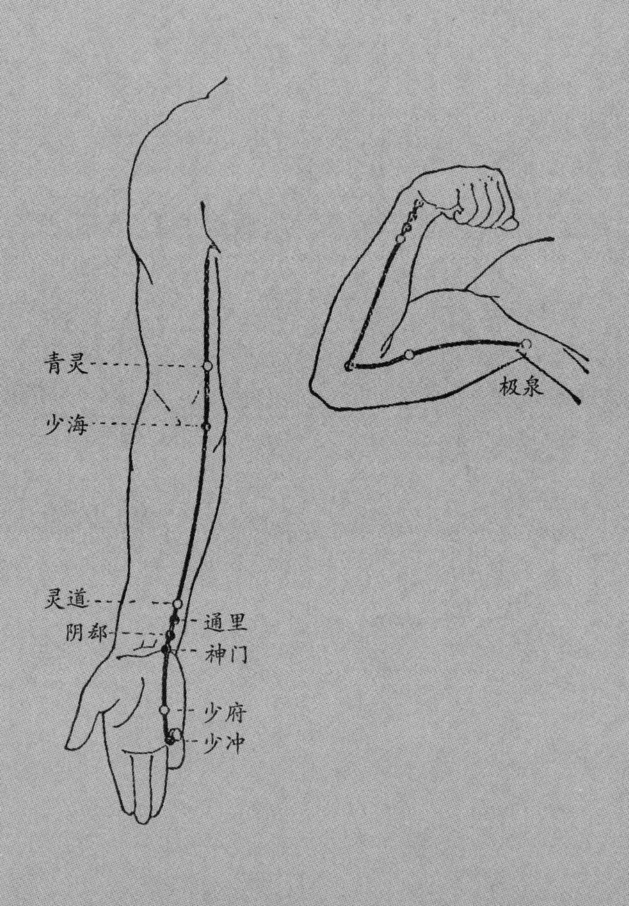

手太阳小肠经图

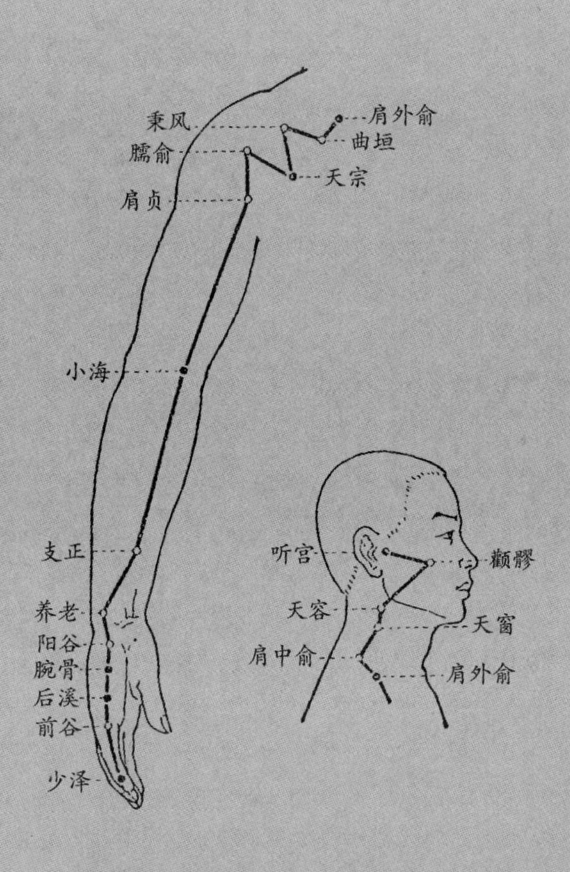

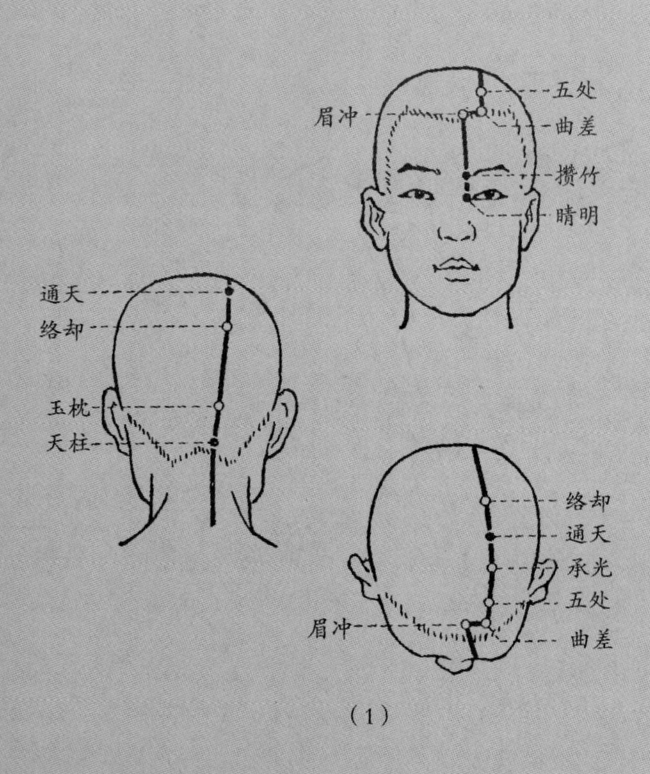
足太阳膀胱经图
五处
眉冲
曲差
攒竹
睛明
通天
络却
玉枕
天柱
络却
通天
承光
五处
眉冲
曲差
（1）

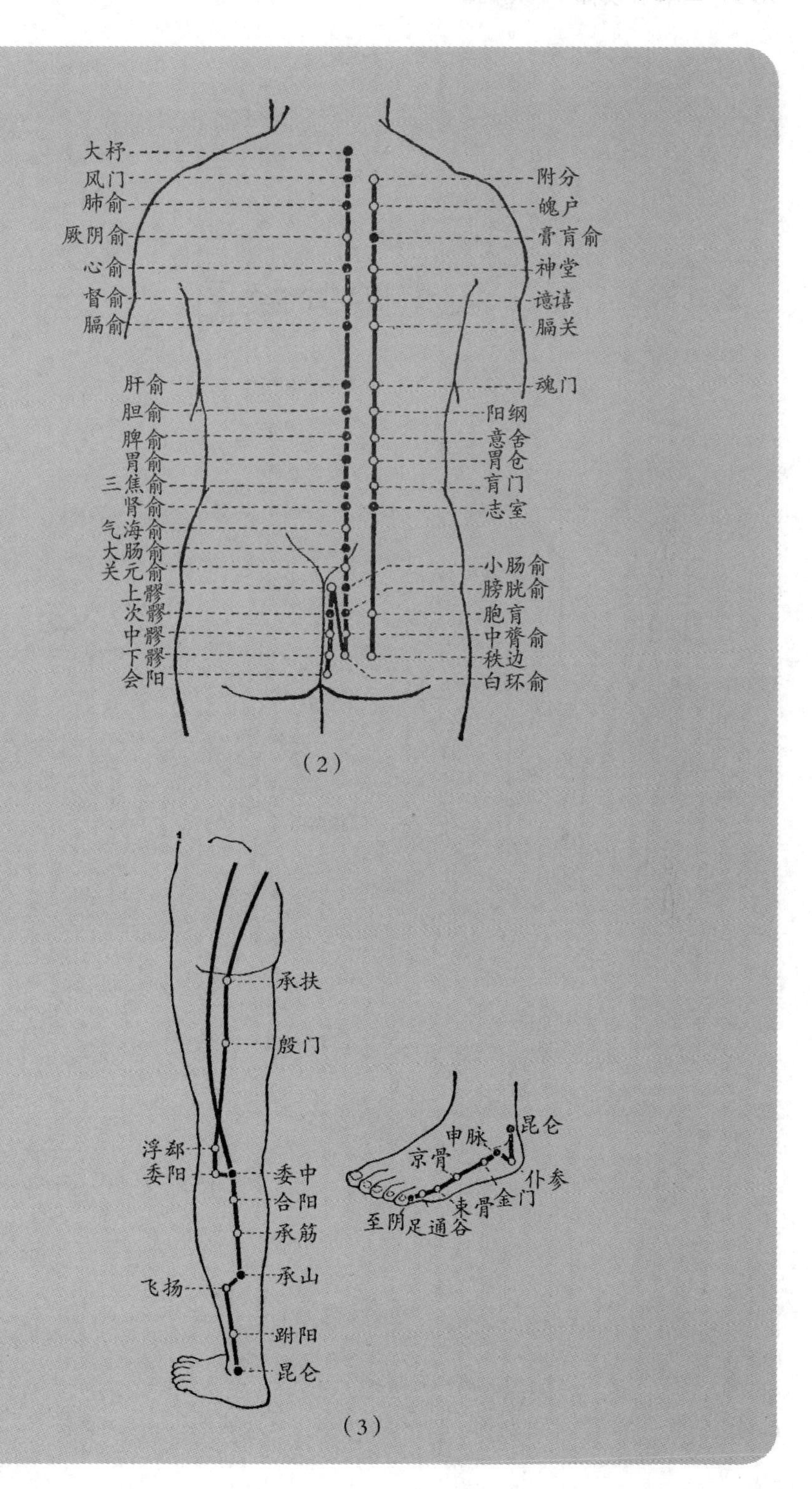
大杼
风门
肺俞
厥阴俞
心俞
督俞
膈俞
肝俞
胆俞
脾俞
胃俞
三焦俞
肾俞
气海俞
大肠俞
关元俞
上髎
次髎
中髎
下髎
会阳
附分
魄户
膏肓俞
神堂
譩譆
膈关
魂门
阳纲
意舍
胃仓
肓门
志室
小肠俞
膀胱俞
胞肓
中膂俞
秩边
白环俞
承扶
殷门
浮郄
委阳
委中
合阳
承筋
承山
飞扬
跗阳
昆仑
申脉
京骨
仆参
金门
束骨
至阴
足通谷

（2）

（3）

足少阴肾经图

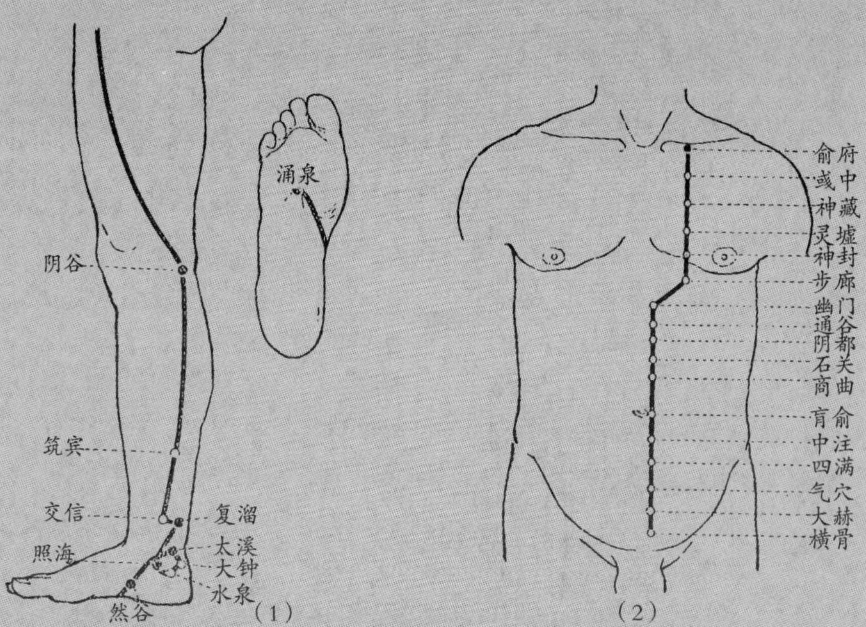

涌泉
阴谷
筑宾
交信
复溜
照海
太溪
大钟
水泉
然谷
（1）
俞府
彧中
神藏
灵墟
神封
步廊
幽门
通谷
阴都
石关
商曲
肓俞
中注
四满
气穴
大赫
横骨
（2）

手厥阴心包经图

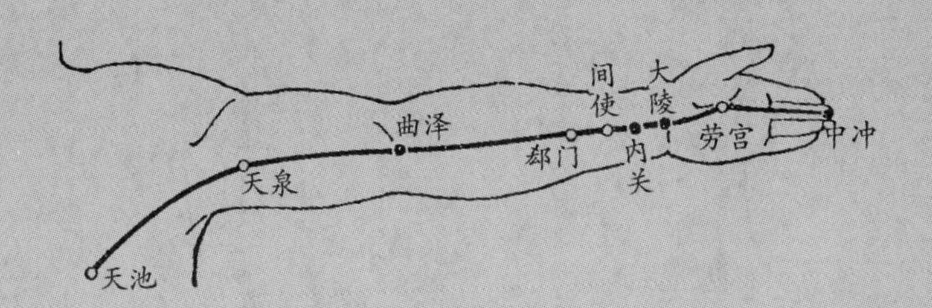

手少阳三焦经图

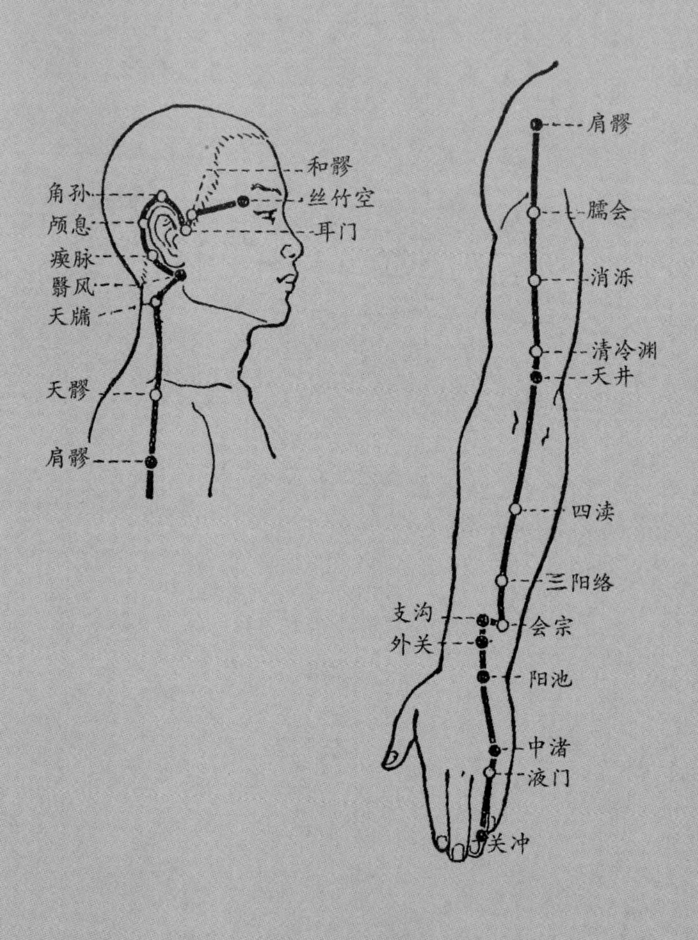
和髎
角孙
丝竹空
颅息
耳门
瘈脉
翳风
天牖
天髎
肩髎
肩髎
臑会
消泺
清冷渊
天井
四渎
三阳络
支沟
会宗
外关
阳池
中渚
液门
关冲

足少阳胆经图

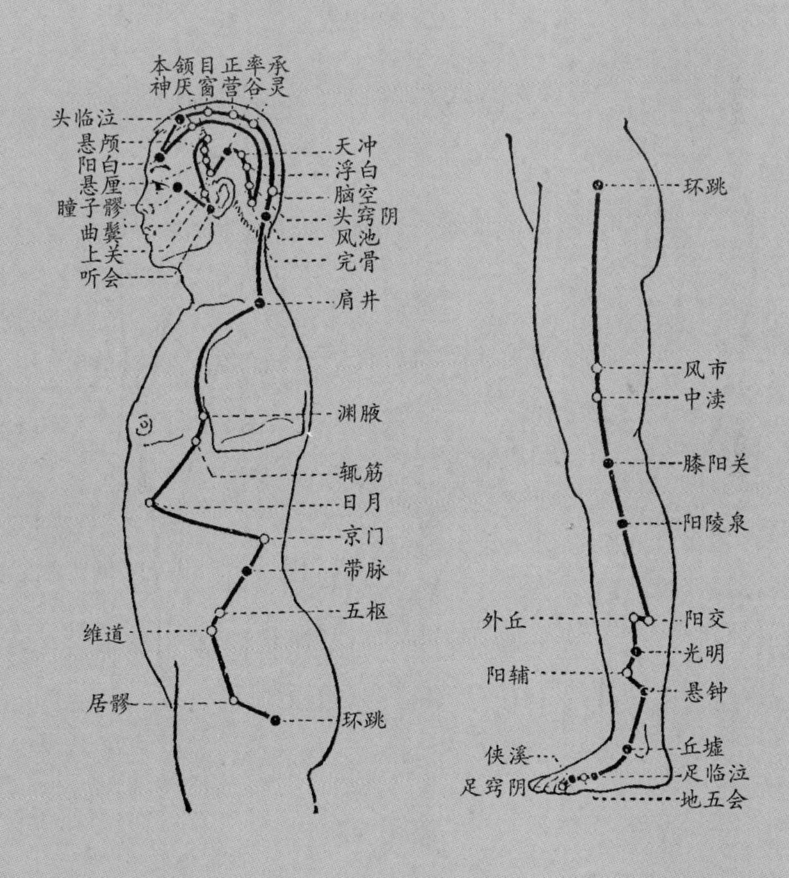
本颔目正率承
神厌窗营谷灵
头临泣
悬颅
阳白
悬厘
瞳子髎
曲鬓
上关
听会
天冲
浮白
脑空
头窍阴
风池
完骨
肩井
渊腋
辄筋
日月
京门
带脉
五枢
维道
居髎
环跳
环跳
风市
中渎
膝阳关
阳陵泉
外丘
阳交
光明
阳辅
悬钟
侠溪
丘墟
足窍阴
足临泣
地五会

足厥阴肝经图

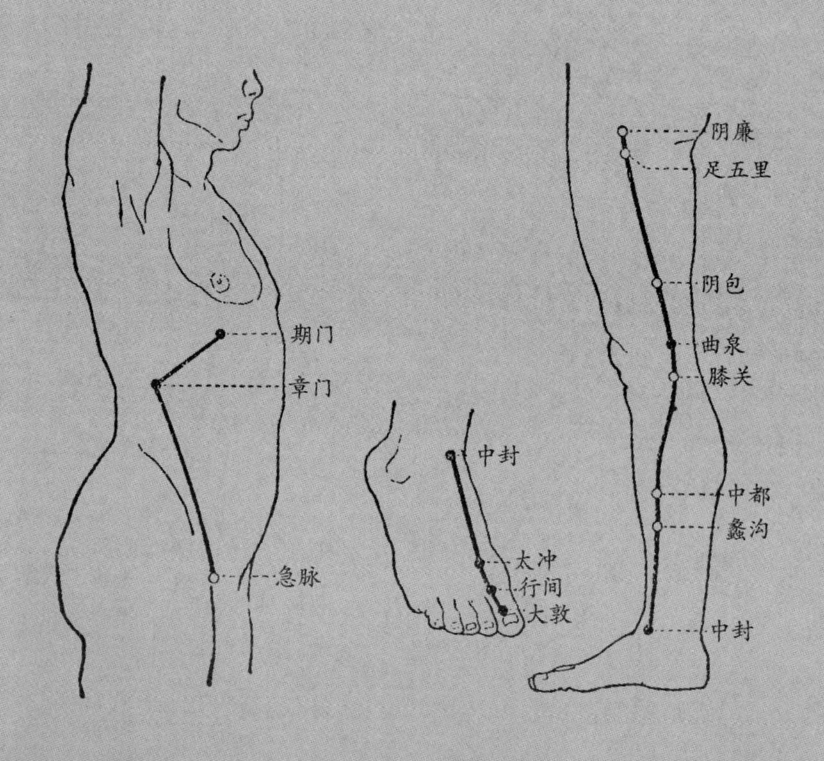

任脉图

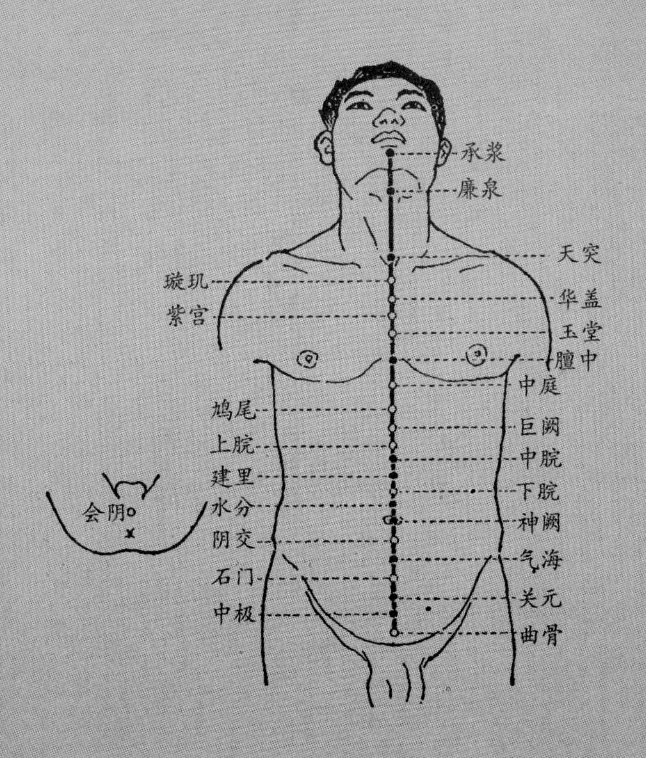

督脉图

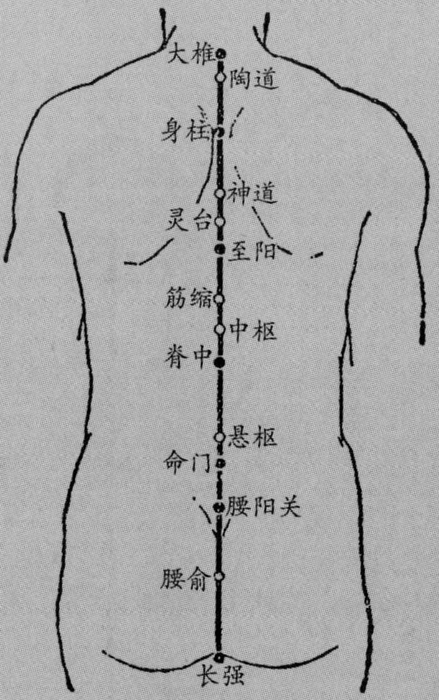

大椎
陶道
身柱
神道
灵台
至阳
筋缩
中枢
脊中
悬枢
命门
腰阳关
腰俞
长强

（1）

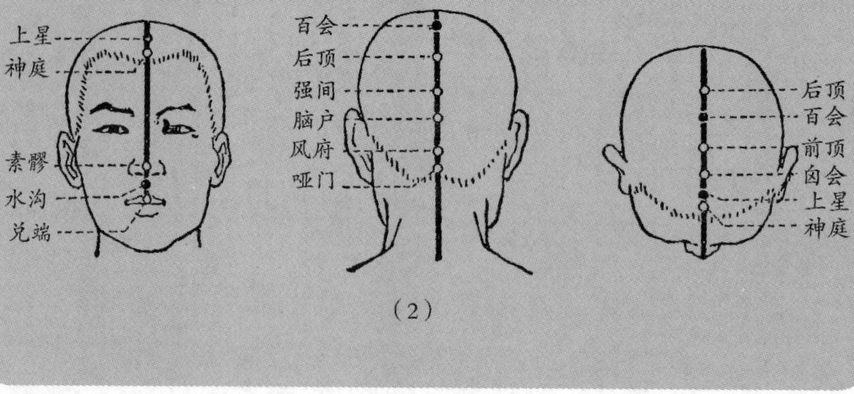

上星
神庭
素髎
水沟
兑端
百会
后顶
强间
脑户
风府
哑门
后顶
百会
前顶
囟会
上星
神庭

（2）

常用耳穴图

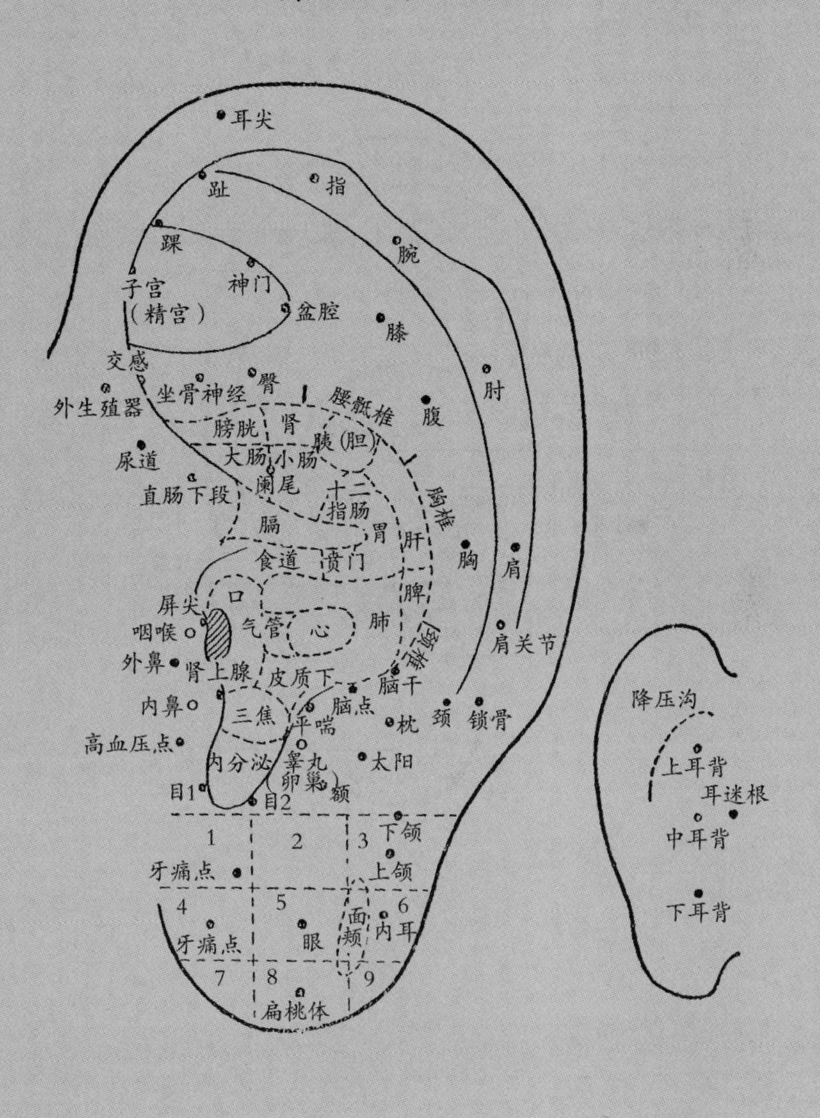
耳尖
趾
指
踝
腕
子宫
（精宫）
神门
盆腔
膝
交感
外生殖器
坐骨神经
臀
腰骶椎
肘
腹
膀胱
肾
胰（胆）
尿道
大肠
小肠
阑尾
直肠下段
十二指肠
胸椎
膈
胃
肝
胸
肩
食道
贲门
口
脾
屏尖
气管
心
肺
咽喉
颈椎
肩关节
外鼻
肾上腺
皮质下
脑干
内鼻
三焦
脑点
平喘
枕
颈
锁骨
高血压点
内分泌
睾丸
（卵巢）
太阳
额
目1
目2
下颌
上颌
牙痛点
眼
面颊
内耳
扁桃体
1
2
3
4
5
6
7
8
9
降压沟
上耳背
耳迷根
中耳背
下耳背

取穴耳郭表面解剖图

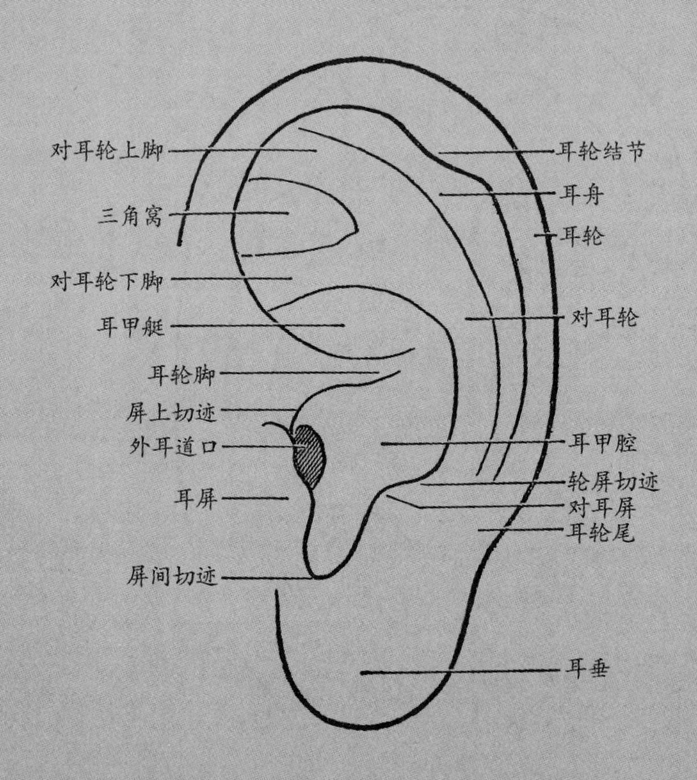
对耳轮上脚
三角窝
对耳轮下脚
耳甲艇
耳轮脚
屏上切迹
外耳道口
耳屏
屏间切迹
耳轮结节
耳舟
耳轮
对耳轮
耳甲腔
轮屏切迹
对耳屏
耳轮尾
耳垂

耳穴形象分布图

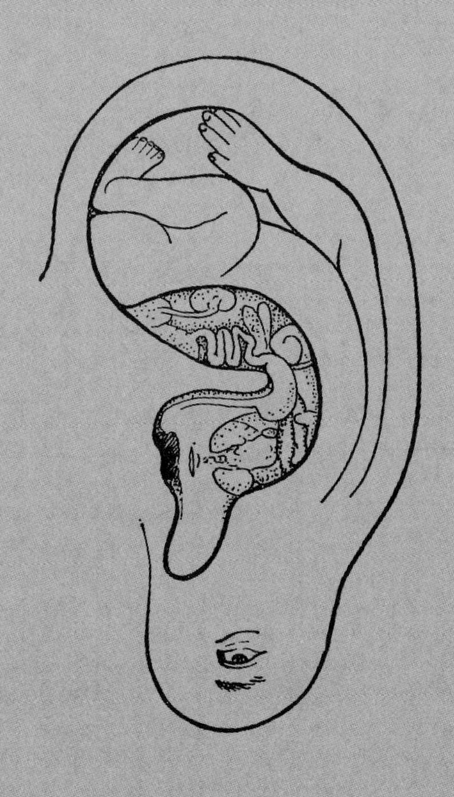

取穴折量分寸图

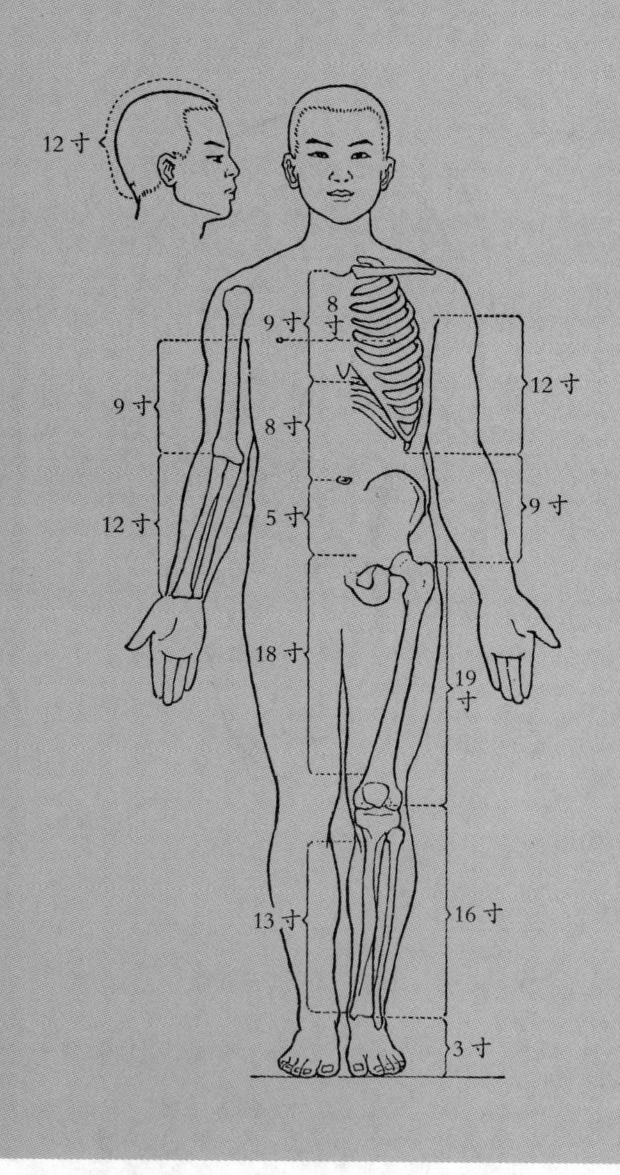

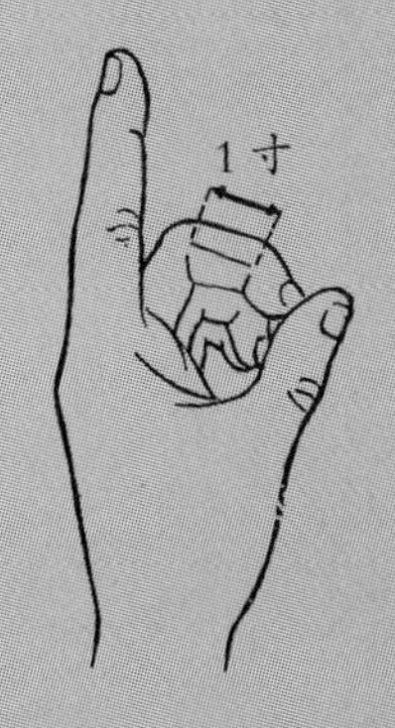

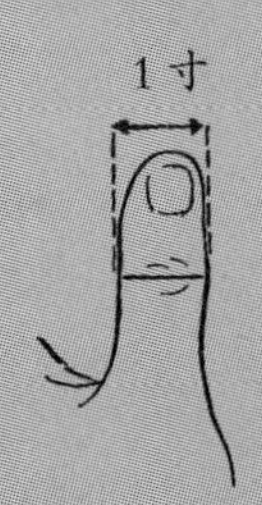

中指同身寸　拇指同身寸

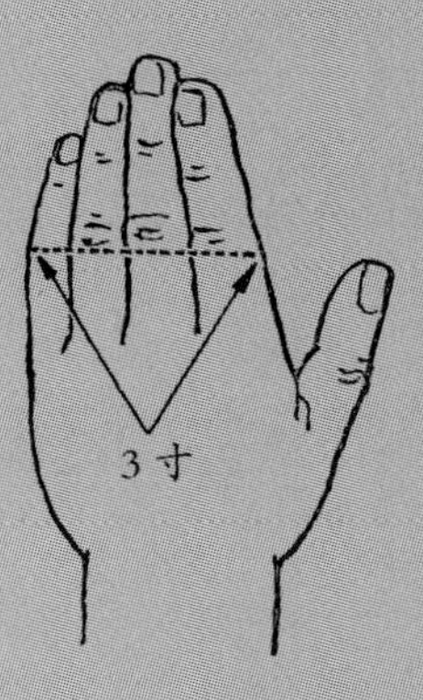

一夫法